¡SOCORRO! ALGUIEN A QUIEN AMO ESTÁ DEPRIMIDO

Alabanza anticipada

¡ESTE ES UN LIBRO TAN NECESARIO! Es necesario no solo por su tema, sino que el libro en particular es necesario porque está muy bien escrito. He leído otros libros de personas que han experimentado depresión y que a menudo han estado tan mal organizados o mal fundamentados o súmamente mal escritos o tan esotéricos que me deprimieron.

El contenido es claro, auténtico, personal y está escrito de manera tal que cualquier persona que lo lea pueda relacionarse. Es brillante, no porque se presente como un libro de texto sobre la depresión, pero es brillante en su precisión, claridad y legibilidad. Es un libro importante. Es uno que creo que Dios realmente usará tanto para ayudar a las personas a comprender la depresión como para mostrarles cómo Dios puede ayudar con este problema.

Todos los capítulos son esenciales, excepcionales, tanto que no soy capaz de sacar lo más "pertinente": desde Greg compartiendo su historia hasta desentrañando los mitos de la depresión. Me encantó la discusión sobre "Perdón, ¿de dónde procede ese demonio?" - Además de su comparación de la depresión con la lepra, "En lugar de lidiar con el cutis seco y resquebrajado, el deprimido se enfrenta a su alma resquebrajada." La discusión de los tres grandes: serotonina, norepinefrina y dopamina son correctas, claras e informativas.

Cuan cierto, " . . . el problema de la depresión no es la pérdida en sí, sino el apego al objeto perdido". También me reí de la cruda verdad detrás de la broma: "el ejército del Señor es el único en que fusilan a los heridos." El capítulo 13 sobre suicidio es excelente. Este libro irá a mi librero en casa, repetidamente, ya que lo regalo como regalo cada vez que conozco a alguien que sufre este horrible problema.

—Patricia Laster, Ed.D Psicología

¡SOCORRO!
ALGUIEN
A QUIEN
AMO ESTÁ
DEPRIMIDO

Consejos prácticos para aquellos que sufren ataques de depresión, así como para sus familias, amigos, encargados del cuido e iglesias.

Por: Greg L. Russ

Traducción: Mike Garrett

AMBASSADOR INTERNATIONAL
GREENVILLE, SOUTH CAROLINA & BELFAST, NORTHERN IRELAND

www.ambassador-international.com

¡SOCORRO! ALGUIEN A QUIEN AMO ESTÁ DEPRIMIDO

Consejos prácticos para aquellos que sufren ataques de depresión, así como para sus familias, amigos, encargados del cuido e iglesias.

© 2013 por Greg L. Russ
Todos los derechos reservados

Edición en español © 2020
Traducción: Mike Garrett

ISBN: 978-1-64960-000-4
eISBN: 978-1-64960-001-1

Nueva Biblia Lationoamericana de Hoy Copyright © 2005 by The Lockman Foundation La Habra, California 90631. Todos los derechos reservados. www.NBLH.org.

Foto del autor: Vickie Brock
Diseño de portada y composición tipográfica: Hannah Nichols
Conversión de libros electrónicos: Anna Riebe Raats

AMBASSADOR INTERNATIONAL
Emerald House
427 Wade Hampton Blvd.
Greenville, SC 29609, USA
www.ambassador-international.com

AMBASSADOR BOOKS
The Mount
2 Woodstock Link
Belfast, BT6 8DD, Northern Ireland, UK
www.ambassadormedia.co.uk

El colofón es una marca registrada del Ambassador

Dedico este escrito a Miriam, mi bella y perseverante esposa,

quien ha soportado este difícil camino y se ha quedado a mi lado.

Te amo, Greg.

Más elogios anticipados para ¡SOCORRO! ALGUIEN A QUIEN AMO ESTA DEPRIMIDO

LA DESCONEXIÓN HISTÓRICA ENTRE LA RELIGIÓN y el tratamiento de la enfermedad mental es desafortunado e inhumano. El libro de Greg Russ hace mucho para salvar ese abismo. Las enfermedades mentales no son reflejos de debilidades, defectos de carácter o falta de fe, sino que son afecciones médicas muy reales.

Como miembro del clero y sobreviviente de la depresión, Russ aporta una perspectiva única al reconocimiento de las enfermedades mentales, desestigmatizando de manera efectiva esas condiciones potencialmente mortales. Recomiendo encarecidamente su libro para cualquier persona de fe. Es una oportunidad invaluable para comprender el dolor y el sufrimiento asociados con las enfermedades mentales, así como la colaboración entre la fe, la ciencia y el sentido común, todo lo cual contribuye a la recuperación.

—Dr. Jeffery K. Smith,
socio principal de Piedmont Psychiatry, Greenville, SC y autor de
Bad Blood: Lyndon B. Johnson, Robert F. Kennedy and the Tumultuous 1960s

¡AYUDA! ALGUIEN QUE AMO ESTÁ DEPRIMIDO es un viaje convincente a través del oscuro valle de la sombra de la muerte y de regreso a la luz de la gracia de Dios. Mientras leía el libro de Greg, me di cuenta al instante de que no se trataba de un simple tratamiento académico sobre el tema de la depresión. Más bien, Greg escribe como uno "que ha estado allí". No describe los días oscuros de la depresión desde la distancia como alguien que lo

ha escuchado, sino que en realidad ha pasado por la experiencia horrorosa, llena de dudas y dudas sobre la depresión. En el camino, Greg ha tenido que lidiar con cómo el Dios y el Salvador que ama figuran en la ecuación. ¿Por qué debe sufrir un hombre piadoso? Greg ofrece ideas únicas que ayudarán a otros que luchan contra la depresión a encontrar esperanza.

Es más, su libro hará mucho más. Para el pastor que ministra a las personas con depresión, Greg ofrece una gran cantidad de ideas para comprender cómo se sienten y piensan las personas deprimidas. El libro está lleno de referencias bíblicas, una pista sobre la respuesta de Greg al papel de Dios en la lucha diaria contra la depresión. Recomiendo este libro para aquellos que todavía están en el valle y para aquellos que se preocupan lo suficiente como para ministrarles.

—Dr. Wayne VanHorn,
Decano, Escuela de Estudios Religiosos, Mississippi College

HABÍAMOS REGRESADO RECIENTEMENTE DEL CAMPO MISIONERO donde nuestro sueño de pasar nuestra vida en Ecuador, se vino abajo debido a complicaciones con el cólera. Estaba tan desanimado en mi espíritu. Había estado luchando contra la depresión en mi propio mundo secreto. Cuando conocí a Greg, le pregunté cómo su libro sería diferente de cualquier otro libro sobre depresión. Cuando nuestra conversación terminó, sentí un destello de luz en mi espíritu.

El libro está escrito de una manera muy agradable. Lleva todos los términos fisiológicos y científicos a un nivel que cualquier lector puede comprender. Es una herramienta poderosa para una depresión que lucha, así como para la que está nadando río arriba tratando de llevar a una persona deprimida de regreso a la orilla. Utilizo sus conceptos una y otra vez cuando aconsejo a otros. Recomendaría este libro a cualquiera que desee volver a ver la luz.

—Ruth McWhite,
Women's Ministry Director, North Greenville University

Contenido

Prólogo

TAL VEZ CRECÍ EN UNA burbuja, pero cuando era muchacho yo no conocía a nadie que luchaba con la depresión. Hoy en día conozco a muchas personas en esa lucha — entre familiares, amistades, hermanos de la iglesia y conocidos en general. Además de que mi círculo se ha expandido, siento que en estos tiempos acelerados, con menos raíces permanentes y donde competimos en nuestra identidad con la imagen proyectada de cientos de amigos en las redes sociales, la depresión se ha hecho más frecuente y más profunda. En mi país, Costa Rica, la depresión toca a 7 de cada 100 habitantes hoy en día — y está en crecimiento. Según un estudio que leí, la depresión va a tocar la vida de 1/4 parte de nosotros en algún momento de la vida — ya sea porque nos toca a nosotros o porque toca a alguien cercano.

Muchas áreas del cristianismo piensan y enseñan que la depresión es por falta de fe, que es siempre resultado de pecado y trivializan las soluciones para los que están luchando bajo esa obstinada obscuridad. "Póngase las pilas" o "crea en Dios" no va a ayudar. Cuando primero vi *"Socorro, alguien a quien amo está deprimido"* supe que tenía que capacitarme.

Me gustó lo sencillo del libro como una guía para hacerme más sensible y abrir mis ojos sobre cosas que ayudan y otras que no ayudan.

Mi esperanza es que cada persona que lea este libro sea usada por Dios de una mejor manera para apoyar a las personas que están luchando desesperadamente en un lugar muy oscuro. Pídele a Dios que cuando leas el libro, que seas usado como guantes en manos del Cirujano para que él ministre a través tuyo.

Por: Paul Garrett del Río

Introducción

UNA INVITACIÓN PARA AYUDAR A PERSONAS
SUFRIENDO DE DEPRESIÓN.

En mi vida yo he sufrido cinco ataques de depresión clínica. Por la *misericordia* de Dios sigo con vida. Los consejos prácticos que comparto en este libro nacieron del seno de dolor insoportable, pero que me han permitido ayudar a más de trescientas personas que sufrían de depresión y depresión bipolar al estar escribiendo mi tesis doctoral.

Nuestros seres amados y amigos pueden ser enseñados a reconocer la presencia de la depresión (ver capítulo 14) y de la ansiedad, porque la responsabilidad de ayudar a la gente deprimida no debe residir solamente en las manos de médicos, consejeros y terapistas. También la iglesia, con orientación apropiada, puede ayudar a los hermanos y hermanas que están sufriendo de depresión o ansiedad.

SOLUCIONES DESATINADAS PARA LA DEPRESIÓN

Muchos cristianos bien intencionados a menudo entienden la depresión como un asunto concreto, sin tomar en cuenta que hay áreas grises. A algunas personas que sufren de depresión se les ha dicho que deben confiar más en Dios, y/o hacer un esfuerzo para enderezarse. Eso de enderezarse puede funcionar en caso de depresiones causadas por situaciones determinadas, pero pueden empeorar la situación en caso de depresiones de origen biológico que afectan el ánimo.

Las depresiones de origen biológico son enfermedades físicas que requieren de tratamiento con medicamentos. Sin embargo, las medicinas por sí solas no son la solución completa del problema; no son medicinas milagrosas.

En última instancia, cada individuo deprimido debe confiar en Dios para recobrar su bienestar. Cuando las depresiones de origen biológico son tratadas usando sólo soluciones situacionales, y las depresiones situacionales se tratan exclusivamente con medicamentos, el panorama para el deprimido estará plagado de confusión y caos.

UNA PREGUNTA EXPLORATORIA

¿Es la depresión un demonio procedente del infierno, o una especie de lepra de los tiempos modernos, o un desbalance químico, o bien, una vez superada, una manera más profunda de conocer a Dios? Este libro buscará contestar esta pregunta.

La depresión es uno de los padecimientos más incomprendidos en nuestra cultura actual, si no es que a través toda la historia. La depresión no respeta ni la raza, ni la preparación académica, sino que afecta a gente en todos los estratos de la sociedad. El Presidente Abraham Lincoln dijo lo siguiente respecto a la depresión que él sufrió:

"Soy el hombre más desgraciado que existe. Si lo que siento fuera distribuido entre toda la familia humana, no habría una sola cara sonriente en toda la tierra. Si alguna vez seré sanado, no puedo decir; pero siento que nunca me aliviaré. Pero quedarme como estoy es imposible; me parece que debo ser sanado o si no, morir."

Mucha gente, inclusive muchos cristianos, creen que la depresión es una forma de castigo de Dios. Es más, el término depresión confunde a la gente. En mi esfuerzo por comprender mi propia depresión, estudié diferentes puntos de vista, e incluí la sabiduría práctica basada en mi propio caso y las de otras personas.

Capítulo 1

Resumen de mi camino por la depresión.

¿ME ESTOY VOLVIENDO LOCO?

Un día en febrero de 1995 entré con cierta aprehensión al consultorio del siquiatra. Sentía vergüenza en todo mi ser. Llegar hasta ahí fue el camino más solitario que jamás había emprendido. Pensé que me estaba volviendo loco, y tenía mucho miedo de que el doctor confirmara mi auto-diagnóstico. La idea de fallarle a mi esposa y nuestra hija, así como mi congregación, era insoportable.

Así que me senté en la sala de espera, con el temor acrecentándose cada minuto hasta que mi nombre fue llamado. Frente al siquiatra en una entrevista que duró treinta minutos, él me miró fijamente y me dijo: "Tengo buenas y malas noticias. La buena es que no te estás volviendo loco. La mala es que estás sufriendo de depresión profunda."

Esta conversación fue la introducción formal a la depresión. Aunque en retrospectiva, me doy cuenta que la introducción informal había comenzado nueve años antes.

En 1986, empecé a trabajar en la United Parcel Service (UPS). Fue un trabajo bien remunerado, pero implicaba una gran dosis de estrés. A pesar de lograr una serie de éxitos personales y profesionales mi vida fue dominada por ataques horribles de depresión. La luz de Jesús que había yo sentido en los anteriores cinco años se desintegró en una nube de desesperación.

Mi ánimo fue invadido por pensamientos negativos y tenebrosos; constantemente me aquejaba una agitación emocional. Mi apetito desapareció a raíz de lo cual bajé diez kilos de peso. También sufrí de pérdida de sueño durante tres meses – soñaba toda la noche sobre mi ruta de UPS, despertando con un sudor profuso.

Cuando finalmente amanecía, al contemplar la realidad de tener que ir al trabajo me quedaba casi paralizado. Mi energía y motivación eran inexistentes. Perdí la posibilidad de concentrarme, de experimentar el placer, y me sentía totalmente aislado, con pérdida de mi autoestima, y el retiro dentro de mi mundo había comenzado inexorablemente.

Empecé a tener ideas de suicidio, y me obsesioné con ese tema. Y todo eso es la peor pesadilla de todas. Dos veces contemplé seriamente la idea de suicidarme (ver Capítulo 13).

Un día frío y lluvioso en noviembre, cuando mi esposa y nuestra hija de tres meses había salido de la casa para hacer unos mandados, pensé seriamente tomar mi escopeta y terminar con todo. Es la peor tentación que he tenido en mi vida. Sólo Dios sabe cómo sobreviví.

Tal vez las palabras de Job me salvaron. Job 1:21 dice así: "El SEÑOR dio y el SEÑOR quitó." Recuerdo que esas palabras pasaban por mi mente mientras contemplaba suicidarme.

En esos tiempos consideraba que la medicina era una señal de debilidad y falta de fe en Dios. Y como había tomado la decisión de evitar la medicina y los tratamientos médicos, cuando salí de ese ataque de depresión, pensé que la experiencia completa había sido un castigo de Dios por mi falta de fe.

A mediados del año 1988, durante un avivamiento en mi iglesia, el pastor predicó sobre Isaías 6:1-8, y en eso sentí al Señor llamarme al ministerio tiempo completo. Sintiendo ese llamado del Señor, dejé mi puesto en la UPS y entré a la universidad. Después de graduarme con título de bachiller de la Universidad de Carolina del Sur, fui aceptado en el Seminario Teológico Bautista en Nueva Orleáns. Obtuve el título de Maestro en Divinidad en 1994, y regresé a Carolina del Sur.

En setiembre de ese mismo año acepté el puesto de Pastor en la Iglesia Bautista Enon, en la ciudad de Easley, en Carolina del Sur. En los primeros tres meses después de haber comenzado mi primer pastorado, la depresión me atacó por segunda vez. Como hombre de Dios tan recientemente consagrado, intenté no hacer caso a la espiral descendente e intenté concentrarme en fortalecer mi fe. Pero este segundo episodio resultó ser más intenso que el anterior, y una vez más quedé paralizado por la desesperación.

No tenía muchas opciones: abandonar el ministerio, suicidarme, o consultar a un siquiatra. Un tiempo después hice una cita con un siquiatra local, quien me recetó un antidepresivo. Al cabo de casi seis meses los síntomas depresivos respondieron al tratamiento.

Desde el punto de vista emocional, yo estaba herido, pero por la gracia de Dios, me pude sobreponer durante ese año. Interesantemente, mi congregación nunca supo de lo severo de mi condición.

Más que nunca, yo estaba empeñado en conocer las causas de la depresión. Los especialistas, tanto cristianos como seculares, determinaron que la causar fundamental de la depresión era la ira enfocada hacia adentro de la persona. Intenté aplicar este concepto para mi propia vida, pero no pude establecer ninguna aplicación práctica.

Un día me encontraba escuchando en la radio un programa de *Enfoque a la Familia* en el que el Dr. Archibald Hart, decano de sicología del Seminario Teológico Fuller, hablaba sobre la depresión. Él destacaba que la raíz fundamental de la depresión se centraba alrededor de las pérdidas sufridas durante la vida. Para mí la teoría del Dr. Hart tenía mucho sentido, y me dio un punto de entrada válida para iniciar mi proceso de sanidad. Entonces fui motivado para ingresar al Seminario Fuller para continuar mis estudios bajo la guía del Dr. Hart.

En el curso de mis estudios para el doctorado y continuando con mis funciones pastorales, tuve dos ataques adicionales de depresión, en los años 2001 y 2003. La del 2001 empezó a surgir en enero, y para marzo el ataque estaba en pleno apogeo.

En el mes de mayo de ese año estaba programado para viajar a Pasadena para asistir a un taller intenso de dos semanas con el Dr. Hart llamado "Destrezas profundas de Consejería". Como los costos del viaje los habían asumido otras personas, me sentí obligado a asistir. En el aeropuerto para tomar el vuelo a Pasadena, lloré, porque no sabía si iba a poder regresar a casa.

Al igual que en los anteriores ataques de depresión, me surgió el horrible espectro del suicidio. Empero, en esta ocasión me surgió el terror de tener cuchillos cerca. Mi siquiatra me informó que en ciertas formas de depresión, el terror de tener a mano objetos cortantes era típico. Esta información no me sirvió para superar mi terror por la cercanía de los cuchillos.

Cuando regresé a mis habitaciones en el Seminario Fuller en California, me fijé que en la gaveta de la cocina había un pequeño cuchillo. Mi terror aumentó. Sabía que tenía que deshacerme de él. La mañana siguiente puse el cuchillo en la cajuela de mi carro de alquiler.

Durante dos semanas, asistí a charlas sobre todas las enfermedades mentales conocidas por el hombre. Durante ese tiempo, tuve que levantarme en la mañana una hora antes de lo acostumbrado para correr por la calle con el objeto de acrecentar la endomorfina generada por el ejercicio para poder sobrevivir durante el día. El punto más bajo de mi experiencia doctoral vino cuando en forma confidencial le dije al Dr. Hart sobre cómo dispuse del cuchillo.

Al regresar a Greenville (Carolina del Sur), fui a visitar al médico de la familia, quien me informó que el nivel diastólico (la más baja) de mi presión arterial excedía los 100 puntos. Muchas veces me pongo a pensar cómo no colapsé en la acera allá en Pasadena, como consecuencia de una embolia o un ataque cardiaco, durante las corridas matutinas que realicé.

Por la misericordia de Dios, finalmente terminé mi tesis y me gradué en abril del 2006. Sin embargo, mi trayecto clínico se complicó por mi falta de tomar los medicamentos que me habían recetado. Con el tiempo, he aceptado continuar con las medicinas recetadas, porque sin el tratamiento adecuado, la depresión regresa inexorablemente, lo que paraliza mi vida y detiene mi productividad.

En lo referente a mi fe, me embarqué en un trayecto diversificado de ser un estudiante católico, pasando por ser un pastor bautista hasta ser un discípulo sirviendo en el Reino de Dios, llevándome así desde un punto del espectro cristiano al otro extremo. Mi deseo es que las palabras contenidas en el resto de este libro serán de beneficio para quienes lo lean, independientemente de su trasfondo religioso.

El resto de este libro documenta mi viaje para controlar mi depresión, y cómo fui inspirado para ayudar con misericordia a otros en sus respectivos caminos.

Primera Parte

La Familia, los Amigos,

los Encargados del

Cuido y los Pastores.

Una mirada por dentro a la depresión de sus seres queridos

Capítulo 2

Desentrañando los mitos de la Depresión

COMPLICANDO LO COMPLICADO

El adoptar como propios los mitos sobre la depresión es algo así como echar gasolina sobre un fuego. Cuando una enfermedad genera un estigma social, como sucede con la depresión, los mitos que la rodean se vuelven mucho más impactantes. Esos conceptos equivocados distraen la atención de las verdades que se dan, y lo único que logran es que las cosas se compliquen aún más. En el diccionario *Merriam-Webster* se define el término "mito" como una creencia o tradición popular que se ha desarrollado sobre algo o alguien. Si se comprende lo que son los mitos, y se tiene la libertad de refutarlos, la vida de las personas puede cambiar

Hay numerosos mitos que se atribuyen a la depresión. Entre los más comunes están los siguientes: (1) la depresión es simplemente una forma de describir a una persona que está triste por algo; (2) la gente espiritualmente sana no necesita ser tratada de depresión; y (3) los medicamentos antidepresivos no son más que pastillas para lograr la felicidad. Mi aceptación de estos tres mitos fue lo que me mantuvo oprimido durante años.

Los que creen el primer mito afirman equivocadamente que el término "depresión" es otro nombre para la tristeza. Pero el entender la diferencia entre tristeza y depresión fue uno de los principales hitos en el proceso de mi sanidad.

La tristeza es una emoción o condición normal dentro de la experiencia humana. La mayoría de la gente que siente tristeza se recupera al cabo de pocos días. En cambio, la depresión es un estado de ánimo mucho más serio. El término depresión no es sinónimo del término tristeza.

Para que las personas cumplan el criterio para un estado de depresión profunda, debe existir en ellas un estado de tristeza profunda durante por al menos dos semanas. La gente saludable que sufre de tristeza están en otra categoría que las personas sufriendo de depresión situacional o biológica más severa. En resumen, la simple tristeza no equivale a la depresión. Cuando se me dijo que mi depresión era simplemente una condición de tristeza, caí más profundamente en el abismo.

El segundo mito sugiere que la gente fuerte espiritualmente no requiere de tratamiento para la depresión. A manera de un ejemplo sencillo, imagínate una persona en la sala de emergencias en un hospital, que está en el proceso de sufrir un ataque cardiaco. ¿Qué pasaría si la persona se rehúsa a recibir tratamiento médico, por la falsa creencia de que sólo necesita la ayuda de Dios? Esa reacción no admite que Dios puede decidir sanar a través de la medicina. Eso nos demuestra que los practicantes espirituales de la salud, que rechazan la consejería y la medicina están equivocados.

El Dr. Hart señala la falacia de equiparar la depresión con la falta de fe:

> La tendencia de algunos cristianos de espiritualizar toda depresión es peligrosa. Pero es un tema común que alcanza a

muchos predicadores populares, y ha estado presente durante mucho tiempo.

Job fue afectado por este pensamiento cuando Dios lo probó mediante la aflicción. Sus amigos intentaron consolarlo al preguntar, "¿No es grande tu maldad, y sin fin tus iniquidades?" (Job 22:5). Job ya había respondido, "¡Valiente consuelo me dan sus palabras!" (Job 16:2), ¡y tenía razón! Él sabía perfectamente que no había pecado, y al final Dios lo reivindicó. Pero en el entretanto, Job sí sufrió de depresión.

Otra idea muy arraigada es que la cura para la depresión es exclusivamente un ejercicio espiritual. Muchos predican y enseñan que la depresión se cura simplemente confesando que se está padeciendo de ella, después arrepentirse y regresar a Dios. Esta idea no toma en cuenta que muchas depresiones tienen sus raíces en causas bioquímicas o genéticas, o que una disciplina espiritual legítima debe realizarse atravesando alguna depresión que podamos sufrir. Yo creo firmemente que Dios puede ayudarnos en el proceso de sanidad y, cuando se trata de un asunto totalmente espiritual, Él trae la sanidad. Pero en muchas ocasiones, nuestro padecimiento de depresión requiere de ayuda en adición a cualquier oración o confesión que debemos hacer.

Como cristianos, debemos estar abiertos a recibir las intervenciones milagrosas de Dios. Hay ocasiones en que Él trae sanidad sin ninguna intervención física o sicológica. Pero mucha gente necesita que se les señale los recursos en el evangelio, y ayudarles a percatarse de que podrían estar haciendo en su vida personal que podría ser la causa de depresión o el prolongamiento de la misma.

Todo mundo requiere de alguna sanidad en el curso de su vida. Aún las personas que son fuertes espiritualmente pueden sufrir de depresión y requerir tratamiento. Tales personas hasta podrían necesitar aún más la curación, porque su negativa a admitir su estado y su consecuente rechazo de ayuda sólo intensifica los síntomas. Yo caí víctima de este mito, y no busqué tratamiento durante mi primer ataque de depresión.

El tercer mito sugiere que los medicamentos depresivos son simplemente pastillas para lograr la felicidad. A mucha gente deprimida se le dice: "Cualquiera que toma pastillas para la depresión sencillamente debe controlarse. No necesitaría tomar pastillas si confían más en Dios."

Desafortunadamente, el orgullo tonto perpetúa este mito. Los seres humanos somos increíblemente tenaces, creyendo que nos podemos valer por nosotros mismos. En mi caso, ese orgullo me cegó, y adopté este mito en su totalidad.

La buena noticia es que a menudo Dios obra a través de la medicación. Millones de personas, que creen profundamente en Dios, también toman insulina y medicamentos para la presión arterial. Los medicamentos anti-depresivos no alteran el ánimo, ni tampoco son de la misma categoría de medicamentos de prescripción que pueden intoxicar al paciente o las drogas que se consiguen en la calle. Los medicamentos antidepresivos permiten que la persona deprimida se sienta normal y no cambian la personalidad básica de ella.

Los antidepresivos fueron descubiertos en forma accidental a mediados del Siglo XX cuando los científicos estaban desarrollando una cura para la tuberculosis. En forma accidental se descubrió que un compuesto determinado reducía los síntomas asociados con la depresión. Así fue que Dios derramó su gracia sobre la raza humana, al permitir que los científicos descubrieran este medicamento por casualidad. Cuando se necesitan, los antidepresivos son un don de Dios.

Hay un sinnúmero de adjetivos para calificar la tenebrosa existencia de la persona deprimida. En los próximos tres capítulos daremos una serie de imágenes de palabras para buscar contestar la siguiente pregunta: ¿es la depresión un agente del diablo, o una manifestación moderna de la lepra, un desbalance químico, o, cuando ya caminó su curso, es una forma más profunda y sorpresiva de conocer a Dios?

Capítulo 3

Perdón, ¿de dónde procede ese demonio?

UN DEMONIO PROCEDENTE DEL INFIERNO

Durante los peores momentos de mi depresión, me sentí verdaderamente endemoniado. La expresión "demonio procedente del infierno" es simbólico de la oscuridad absoluta, el susto profundo, y el temor paralizante.

Mucha gente hace la pregunta: "¿Qué es el infierno, al fin y al cabo?" Las opiniones al respecto son muy variadas. Los Universalistas no creen en un infierno literal. Algunos cristianos creen que ciertas personas están predestinadas a sufrir la condenación eterna, sin remedio. Otros piensan que el infierno es un mito.

Pero la Biblia describe al infierno como un lugar muy real. Jesús emplea términos muy dramáticos cuando describe cómo es el infierno, y a veces emplea el término griego *gehena*. Jesús a menudo usaba lenguaje pictórico.

Harold Bryson en su libro *La Realidad del infierno y la bondad de Dios* (*The Reality of Hell and the Goodness of God*), dice lo siguiente:

> Se refería a sí mismo como la Vid, como el Pan de Vida, como la Luz del Mundo, como el Buen Pastor, como la Puerta y muchas otros cuadros pictóricos. Comparaba la relación de la

gente como los pámpanos (o ramas). Por medio de esos símbolos descubrimos las verdades que pretenden señalar.

Para entender la doctrina neotestamentaria del infierno, debemos aprender de las expresiones pictóricas usadas para describirla. Al hacer un examen de los términos metafóricos uno llega a la conclusión que los autores de las escrituras estaban diciendo que el infierno es un lugar de desperdicio, de desesperanza, de pecaminosidad, de soledad y de eternidad.

Nunca me he encontrado con una persona sufriendo de dolor emocional profunda, que no podía identificarse, por lo menos parcialmente, con estas descripciones pictóricas. Cuando uno se encuentra en la cúspide de la depresión, las cinco metáforas de Bryson son muy acertadas. Y un análisis de esas metáforas puede ser útil para la familia, los amigos, los encargados del cuido y los pastores de quienes están en un estado de depresión.

EL DESPERDICIO

Al infierno se le equipara un lugar de desperdicio. La expresión *gehena* se refiere al valle de Ben Hinón, que está afuera de los muros de Jerusalén, y es el lugar en que Israel y sus reyes infieles quemaban a sus hijos e hijas al dios Moloc. Más tarde el valle se convirtió en el relleno sanitario donde se tiraba la basura de la ciudad de Jerusalén.

Así, este valle representa una imagen vívida de la depresión, en que la persona se siente atrapada y pudriéndose en el basurero. En la peor parte de mi depresión, mi vida, en el mejor de los casos, se sentía como un desierto: vacío y frío.

LA DESESPERANZA

La segunda metáfora del pasaje citado describe el infierno como un lugar donde no existe esperanza. La desesperanza invariablemente conduce a la desesperación. Las dos condiciones son compañeros malditos e inseparables de la depresión.

Dios nos llama como cristianos a que nos enfrentemos a nuestro dolor y tristeza honestamente. Al estar pasando por la oscuridad profunda, las personas deprimidas se pronuncian como culpables. Se declaran unilateralmente como dignos de padecer de la desesperación.

Pero para aquéllos que tienen fe en Jesús, la desesperación no tiene cabida legítima en sus vidas. Al entablar amistad con personas sufriendo de depresión, este es un momento crítico. La realidad distorcionada que sufren debe ser confrontada y cambiada. La persona deprimida debe entender que es ella o él, y no Dios, quien ha permitido que la desesperación se arraigue.

Al igual que han aprendido a sentirse desesperanzados e impotentes de mejorar su condición, también pueden volver a aprender a tener esperanza y sentirse útiles. Por la misericordia de Dios, yo soy un ejemplo viviente de ese proceso.

LA PECAMINOSIDAD

La pecaminosidad es la metáfora menos sorprendente como descriprivo del infierno. El pecado y el infierno son compañeros miserables y también lamentables. Y las expresiones como "tinieblas de afuera" como el "llanto y crujir de dientes" describen los horrores del infierno.

En la Biblia, los términos "luz" y "tinieblas" se usan para simbolizar el bien y el mal. La luz es símbolo de Dios y las tinieblas representan el pecado. La venida de Jesús describe la luz que invadió a las tinieblas para rescatar la humanidad de pasar una eternidad en el infierno (que es la eterna separación de Dios). Las tinieblas de afuera no son una ilusión óptica, sino el problema del pecado, que describe Bryson a continuación:

La mente humana encuentra casi incomprensible los conceptos de luz total y oscuridad completa; por eso no podemos comprender mucho con respecto al cielo y la tierra. Los habitantes del infierno viven en un egocentrismo extremo, el cual los hace miserables e incómodos, y destruye cualquier interés en el bienestar de los demás. La imagen del "llanto y crujir de dientes" es otra imagen de lo que es el infierno, la cual proyecta los conceptos de auto-condenación, odio de uno mismo y la miseria. Esto bien podría referirse a los dolores constantes e insoportables de la angustia dirigida a uno mismo, que corroe a las partes vitales de nuestra alma. El cristianismo enseña claramente que después de la muerte, la personalidad sobrevive. Esto significa que cuando dejamos esta tierra lo único que nos llevamos es nosotros mismos.

LA SOLEDAD

La expresión soledad es muy familiar para la persona deprimida. La soledad es el compañero constante durante el viaje de la depresión. Se manifiesta con la presencia de sentimientos intensos de sentirse separado y alienado de Dios, y de otras relaciones importantes. Por esa razón, el rechazo se convierte en figura clave en la evolución de la depresión.

Las personas deprimidas pueden estar rodeadas de otras personas, y sentirse solas y aisladas. Y los que están alrededor suyo pueden inconscientemente contribuir a intensificar el sentido del rechazo al hacer comentarios como. "ya domínate" o "ya no te hagas el sufrido" o expresiones parecidas, cuando en realidad los que sufrimos de depresión debemos ser enseñados que nuestra condición no es en vano, y que esa soledad puede disiparse si continuamos nuestro camino con Jesús durante todo el proceso de sanidad.

LA ETERNIDAD

La última metáfora describe el infierno como de naturaleza eterna. La Biblia enseña que el infierno es una existencia horrible que dura para siempre. Las personas deprimidas sienten que su condición miserable nunca terminará, convirtiéndose en un eterno infierno.

Los católicos proponen el concepto de purgatorio, que es un lugar donde uno pasa después de la muerte, que es una especie de tanque de almacenamiento, que brinda a la persona una última oportunidad para ponerse al derecho con Dios. Aun cuando yo no creo en la existencia del purgatorio después de la muerte, sí coincido con el Dr. Larry Crabb, sicólogo y autor, quien dice que existe una forma del purgatorio aquí en la tierra.

"No hemos llegado todavía. A veces sentimos en esta vida algo que parece ser el infierno. Pero no es el infierno del juicio, sino un infierno de la misericordia, una especie de purgatorio." El Dr. Crabb sostiene que las personas, aun en medio de su sufrimiento (incluyendo la depresión), pueden experimentar el amor y la misericordia de Dios aun si no lo pueden sentir. Yo no dudo que Dios me protegió y me mantuvo en el trayecto de mi viaje por el "Infierno de misericordia."

La gente deprimida debe aprender a mantener sus ojos sobre Jesús, aun cuando no lo puedan sentir. Conforme se va disipando la depresión, el acercarse más y más a Dios será mucho más fácil. Su mano perforada por los clavos de la cruz, que toma de mi mano en medio de la oscuridad, está y siempre estará, escrito en mi corazón.

En las noches oscuras, los demonios procedentes del infierno a menudo enfocan su atención en los cristianos que con más empeño siguen a Jesús. Las personas más usadas por Dios con más frecuencia sienten las heridas más graves.

Uno de los autores más renombrados sobre temas espirituales en el Siglo XX, Henri Nouwen, describe su propia depresión de la siguiente manera:

> Ese fue un tiempo de máxima angustia, en la que yo dudaba si podría aferrarme a mi propia vida. Todo se derrumbó – mi autoestima, mi deseo para amar y trabajar, mi sentido de ser amado, mi esperanza para de ser sanado, mi fe en Dios . . . todo. Así estaba yo, un autor sobre la vida espiritual, con una fama de amar a Dios y dar esperanza a la gente, tirado en el suelo y en la total oscuridad. Me sentí totalmente inútil, no amado por nadie, una persona despreciada y despreciable. Justo cuando la gente me abrazaba, yo veía el abismo de mi miseria humana, sintiendo que la vida no valía la pena. Todo se volvió oscuro. De dentro de mi ser surgió un grito agonizante que provenía de un lugar desconocido, un lugar lleno de demonios.

Cualquiera que haya sufrido la depresión puede recordar vívidamente las noches oscuras y sus horrores, y pueden identificarse con la expresión de "lepra moderna". Ahora debemos entrar al tema de cómo afrontar esa plaga.

Capítulo 4

¿Cuál enfermedad de la era moderna?

LA LEPRA DE LA ERA MODERNA

La vida de una persona rechazada es devastadora y sumamente dolorosa. Durante mis episodios depresivos, me sentí como un rechazado por la sociedad y estaba convencido que nadie se imaginaba cómo me sentía. *Muerto en vida* se convirtió en mi logotipo.

La lepra muchas veces es llamada la "muerte viviente", en razón de los efectos tan horribles en el organismo humano. Cuando la gente que padece de esta enfermedad no recibe el tratamiento adecuado, sus cuerpos se deforman grotescamente. La depresión severa es sin duda una muerte en vida. Por esta razón es imprescindible la presencia de familia o amigos comprometidos que entienden la difícil situación por la que está pasando el enfermo.

La lepra que se documenta en la Biblia describe más de un padecimiento. La Palabra hebrea para la lepra se refiere a muchos padecimientos de la piel, como los que se describen en los siguientes pasajes: Éxodo 4:6 (Moisés); Números 12:1-10 (Miriam) y 2ª de Reyes 5:8-14 (Naaman).

El Diccionario *Merriam-Webster* define la lepra como la conocemos hoy:

Una enfermedad infecciosa crónica proveniente de micobacterias que afectan especialmente la piel y los nervios periferales y se caracteriza por la formación de nódulos o manchas que crecen y se esparcen acompañado de una pérdida de sensación y eventualmente de parálisis, la degeneración de músculos y la producción de deformaciones.

A juzgar por la definición anterior, la lepra es una enfermedad horrible. Aunque hoy en día es curable, las poblaciones de muchos países del tercer mundo siguen sufriendo los embates de misma, por no tener acceso a servicios de salud adecuados.

La lepra a través del tiempo ha sido una enfermedad poco comprendida, hasta que en el año 1873 cuando el Dr. Armauer Hansen descubrió algo radical: que la lepra es causada por una bacteria. Antes de eso, mucha gente creía que se trataba de un padecimiento hereditario, o causado por una maldición, o castigo por algún pecado.

En muchos casos, la depresión es vista a través del mismo prisma que la lepra en el Siglo XVII. Existen estudios científicos que concluyen que la depresión a menudo es hereditaria. Sin embargo, muchos cristianos continúan sosteniendo que la depresión es una maldición o el resultado directo del pecado.

Los descubrimientos de Hansen fueron indiscutibles. Los temores mal aplicados de cristianos se sepultaron. La depresión también es una condición innegable-mente médica. El considerarlo como una forma de castigo es un sub-producto del temor y la ignorancia. En Mateo 7, Jesús nos advierte contra juzgar en forma prematura – y los que condenan a las personas deprimidas están lanzando piedras cargadas de pecado.

CONDICIONES PARALELAS: LA LEPRA FÍSICA Y ESPIRITUAL

La lepra daña considerablemente la conducción de sensaciones nerviosas a través del organismo humano. De igual forma, la depresión también interfiere en la conducción de sensaciones nerviosas, que afectan las emociones y el control del dolor. Cuando una persona deprimida habla de vivir en permanente dolor, es literal la aseveración.

Mientras que el paciente leproso sufre de un cutis seco y resquebrajado, la persona deprimida se siente aislada en un desierto árido, estéril y sin calor humano. En lugar de lidiar con el cutis seco y resquebrajado, el deprimido se enfrenta a su alma resquebrajada.

Tener la correcta perspectiva de la vida es crítico. En Juan 12:24 se habla del grano de trigo que se cae a tierra. Este versículo ha sido precioso para mí porque el grano de trigo debe resquebrajarse para que la vida encerrada en él pueda salir y germinar para convertirse en vida abundante.

LOS OJOS

La lepra afecta los ojos de diferentes maneras. La sensación disminuida por los daños a los nervios y ojos resecos, junto con una producción disminuida de lágrimas, expone al paciente vulnerable a severos daños a la vista. Algunos Sienten una conjuntivitis dolorosa (ojos rojos) cuando la bacteria invade el ojo. Si no es tratada, la lepra puede causar ceguera.

Y espiritualmente, pasa lo mismo. Los ojos de la persona son la ventana a su alma. Le depresión puede ser fácil de detectar en los ojos del que sufre de depresión.

El apóstol Pablo dice que en esta tierra vemos como por espejo, borrosamente, porque nuestra alma pecaminosa nos impide ver con la claridad que Dios quiso que tuviéramos. De vez en cuando, todo mundo ve las cosas como por un espejo borroso, cosa que les pasa invariablemente a las personas deprimidas. Muchas veces aconsejo a las personas deprimidas que no tomen ninguna decisión importante hasta que la depresión haya pasado, a fin de que su estado temporal de concentración disminuida y negativa no interfiera con su juicio.

LAS MANOS Y LOS PIES

A las personas que padecen de lepra se les dice que revisen sus manos y sus pies diariamente para detectar cortaduras, ampollas y áreas inflamadas. Las manos y los pies sirven para evaluar si la enfermedad está avanzando.. De la misma forma, es importante aconsejar a las personas deprimidas que estén alertas para la aparición de ciertos síntomas (por ej., ánimo triste, cambios en los hábitos de sueño y en el apetito) como puntos críticos para determinar si la depresión está empeorando.

En medio de la oscuridad de la depresión, es difícil para el enfermo diferenciar entre lo que piensa y lo que siente. Una cosa sí es cierta, todas las emociones, sean positivas, negativas o irracionales tienen su origen en los pensamientos. Y las personas en depresión pueden aprender a modificar sus patrones de pensamiento y suprimir las emociones negativas.

En los casos más severos, podría haber un periodo de 8 a 16 semanas (o más, en los casos de depresión profunda) en que la motivación y la concentración estén disminuidos. Estos individuos podrían tener dificultad para cambiar su tren de pensamiento.

Una vez superado este periodo, se puede aprender a pensar en forma más positiva. Este proceso requiere de mucha paciencia por parte del paciente, así como de su familia y amistades y también del terapista encargado.

La lepra moderna es una forma muy útil para describir la depresión. También la fisiología juega un papel crítico en las depresiones de origen biológico. La causa fundamental puede describirse como un desbalance químico en el cerebro.

Capítulo 5

Un espectáculo de luces en cámara lenta

DESBALANCE QUÍMICO

Quienes no han sufrido un desbalance químico que conduce a la depresión, podrían confundirse con el término. Las siguientes ilustraciones podrían ayudar a aclarar su significado.

Dentro del cerebro humano, una especie de espectáculo de luces está en operación durante las 24 horas del día. Los protagonistas principales en el espectáculo son unos compuestos químicos conocidos como neurotransmisores. El compuesto Serotonina ha sido llamado muchas veces el rey de todos los neurotransmisores.

En el libro escrito por Bruce Hennigan, *Conquering Depression (Conquistando la depresión)* se hable extensamente sobre la serotonina, llamándolo "¿Sara Quién?":

> Déjeme presentarte con uno de mis profesores de la facultad de medicina: la Dra. Molécula. Durante años, ella ha enseñado la materia Bioquímica, que trata el tema de los bioquímicos. Como profesora, la Dra. Molécula nos inunda con multitud de datos y estadísticas, así como de concentraciones de este

41

compuesto químico y aquel, hasta que quedemos totalmente abrumados. Con una sonrisita pone cara de horror de que no somos capaces de absorber más información.

"Permítanme hacerles una recomendación, dice, "Ustedes se van a olvidar del 90 por ciento de lo que aprendan en la facultad de medicina. Pero no se preocupen: la verdad es que sólo van a ocupar el 85 por ciento de lo que aprendan. No pierdan su tiempo memorizando las menudeces que yo les estoy impartiendo. Por ejemplo, ¿qué importa si las branquias de los pececillos dorados promedio contienen 14 miligramos de serotonina? ¡Aay!"

Se cubre la boca con la mano como expresión de horror. "He malgastado una más de sus neuronas. Sólo tienen cierta cantidad de neuronas, así que no las desperdicien en datos irrelevantes que se les olvidará al día siguiente del próximo examen. Guarden sus neuronas para retener hechos importantes que les servirán al atender a sus pacientes."

(Este episodio tuvo lugar hace muchos años, pero todavía me acuerdo que las branquias de los pececillos dorados contiene 14 miligramos de serotonina. ¡Mi primera introducción a este compuesto químico cerebral me vino el día que desperdicié una neurona!)

La serotonina. Si todavía no has oído de este neurotransmisor, vas a conocerlo más conforme estés batallando contra la depresión. Es un término que sale frecuentemente en los programas de televisión, y aparece en los artículos en los tabloides y las revistas sobre el tema de la depresión. La mayor parte de los medicamentos antidepresivos modernos trabajan afectando los niveles de serotonina en el cerebro. La serotonina es tan importante para comprender y vencer la depresión, que quisiera abordar el tema brevemente, aunque gaste unas pocas neuronas de tu cerebro.

Empecemos por unirnos a la Dra. Molécula en el laboratorio de bioquímica para ver qué podemos aprender sobre la serotonina. Nuestra profesora está soste niendo un modelo de dos extremos de nervios muy cerca uno del otro. Recordemos que la sinapsis es el punto en que una neurona transmite un impulso a una neurona adyacente. Cuando la Dra. Molécula introduce una sustancia química en el espacio entre una neurona y la otra, vemos la chispa del impulso saltar de una neurona a la otra. El químico facilitador del impulso a través de la sinapsis se llama neurotransmisor.

La Dra. Molécula rápidamente nos enseña una gráfica que lista los beneficios de los neurotransmisores. Nos permiten pensar, percibir y movernos. La serotonina, el neurotransmisor que nos interesa más, controla la expansión y contracción de los vasos sanguíneos; la contracción de los tejidos musculares lisos de nuestros intestinos que ayudan a la digestión empujando los alimentos a través del tracto gastrointestinal; y las funciones de las plaquetas, el componente que inicia la coagulación de la sangre. Así que sin la serotonina, el rey de los neuro-transmisores, no podríamos sobrevivir por mucho tiempo.

Ahora, La Dra. Molécula está señalando en un diagrama del cerebro las conexiones de éste con la médula espinal. ¿Pueden ver las células alargadas que se extienden desde el cerebro hasta diferentes puntos del cuerpo? Estos nervios en conjunto se denominan sistema serotonino, y se extienden desde el cerebro por toda la extensión del organismo, y son el sistema más grande del cerebro. Este sistema abarca una serie de funciones básicas del organismo, desde el movimiento hasta el ánimo.

¡Ah, Nos interesa hablar del ánimo! ¿Pero captaste el hecho que este sistema también afecta el movimiento?

Puedes apreciar cómo una pérdida en la función de la serotonina puede afectar el ánimo y producir depresión, así como reducir el movimiento en todo el cuerpo. Esto trae como resultado que la persona se sienta deprimida al mismo tiempo que sufre una reducción del nivel de energía e incrementa la sensación de sueño, el aumento de peso y falta de ánimo. De hecho, la serotonina es una de docenas de neurotransmisores los cuales todos tienen diferentes niveles de efecto. Estas numerosas neurotransmisoras trabajan conjuntamente en un sistema de pesos y contra-pesos.

De repente la Dra. Molécula señala a un grupo de músicos esperando en el cuarto siguiente . . . Tal vez sería mejor taparte los oídos, porque todos los músicos están ensayando con diferentes piezas musicales. ¡El ruido es horrible! La Dra. Molécula salva el momento al entrar en el salón, golpeando ligeramente la batuta y tomando el control de la orquesta.

¡Fiu! Así está mucho mejor, con todos los músicos tocando la misma pieza musical, con el mismo ritmo, bajo la dirección de nuestra multifacética profesora. El Dr. Tomás Carew, investigador de Universidad de Yale, comenta; "La serotonina es sólo una de las moléculas de la orquesta. Pero en lugar de ser el trompetista o el violoncelista, es el director de orquesta que coordina toda la acción del cerebro."

La descripción que hace Hennigan de la serotonina y su papel en el organismo humano es magistral y muy descriptiva. Hay estudios científicos que muestran cómo niveles insuficientes de serotonina se relacionan directamente con la depresión. Una de las funciones claves de la serotonina es equilibrar las fluctuaciones normales del ánimo. Las depresiones de origen biológico son causadas por deficiencias en los niveles de serotonina y otros neurotransmisores, tales como norepinefrina y dopamina.

Cuando una persona deprimida rehúsa recibir tratamiento con medicamentos antidepresivos, está renunciando a una oportunidad dada por Dios para recuperarse. Pero si la persona elije aceptar este don de Dios, su debilidad puede transformarse en fortaleza (2 Corintios 12:9).

DE LA DEFICIENCIA EN SEROTONINA DEBIDO AL ESTRÉS

La deficiencia en niveles de serotonina está directamente relacionada con el estrés. Y el estilo de vida del Siglo XXI es más estresante que nunca, y afecta tanto la mente como el organismo.

El Dr. Hart describe claramente la conexión entre el estrés y los niveles bajos de serotonina, en su libro *The Hidden Link Between Adrenalin and Stress (El Vínculo Oculto entre la Adrenalina y el Estrés)*. El Dr. Hart opina: "la gente fue diseñada para desplazarse a la velocidad de un camello, pero están viajando a la velocidad de un avión supersónico."

Las palabras del Dr. Hart describen el estilo de vida tan desenfrenado que muchos seguimos. Y conforme disminuyen los niveles de serotonina, la frecuencia de la depresión aumenta.

De la misma forma que el páncreas de un paciente diabético es incapaz de producir suficiente insulina, el cerebro de un paciente deprimido no puede producir los niveles necesarios de serotonina, norepinefrina y/o dopamina. Habiendo ya entendido el lenguaje pictórico de los últimos tres capítulos, les invito a viajar conmigo a la Segunda Parte de este libro, en que les comparto las enseñanzas que Dios me ha dado para vencer la depresión y que además son el camino hacia una relación más profunda con Él. El viaje comienza en la intersección de la *misericordia* y la *depresión*.

Segunda Parte

La Intersección de la

Misericordia y la Depresión

Un viaje hacia la Sanación progresiva

Capítulo 6

Una Mirada a la Intersección

¿ES CIERTO QUE TODAS LAS COSAS AYUDAN A BIEN?

La Biblia nos dice que "todas las cosas ayudan para el bien de quienes aman a Dios, a los que conforme a su propósito son llamados" (Romanos 8:28). Sin embargo, después de mi primer ataque depresivo, me fue imposible aferrarme a esa posibilidad. Cuando contemplaba mi sufrimiento como un camino hacia una relación más estrecha con Dios, inmediatamente me venían a la mente palabras de auto-condenación y rechazo, y hasta profanas.

Si alguna persona me hubiera sugerido que mi miseria podía tener efectos positivos, yo hubiera deseado que les cayera una depresión. Nueve años después, mi segundo ataque de depresión fue aún más agudo que el anterior. Finalmente accedí a tomar medicamentos antidepresivos que regularon mi química cerebral.

Por primera vez en 10 años, sentí una verdadera sensación de bienestar. Me di cuenta que, en el periodo entre los dos ataques depresivos, había padecido de una depresión de bajo nivel. Sorprendentemente, el Espíritu Santo gradualmente empezó a mostrarme cómo Dios estaba obrando en medio de mi depresión.

La primera enseñanza que recibí fue bastante sencilla, y resultó ser la puerta hacia mi recuperación. Y un estudio de las pérdidas anteriores en mi vida se convirtió en el foco de atención al comenzar mi viaje hacia la sanidad.

LA COMPLEJIDAD DEL CONCEPTO PÉRDIDA

Viendo hacia atrás, encontré que habían 4 factores principales que contribuyeron a mis ataques depresivos. El primero fue el cúmulo de pérdidas que he sufrido en mi vida. El comprender la naturaleza de estos factores se convirtió en una disciplina emocional muy valiosa para mí. Dios nos da la vida, que es más frágil y temporal de lo que uno quisiera admitir. Al final, perdemos todo lo que no tiene un valor eterno, incluyendo nuestros cuerpos físicos. Tarde o temprano, todos tenemos que aprender a encarar el concepto de pérdida.

CUIDADO CON LAS GENERALIZACIONES

Hacer un estudio general sobre el concepto de pérdida es de muy poco valor. Debemos hacer un análisis cuidadoso y honesto de las pérdidas personales que hemos sufrido. Las enseñanzas que nos dan las pérdidas enriquecen nuestra personalidad y después nos permiten ayudar a otros que enfrentan pérdidas.

El Dr. Hart escribe sobre el concepto de pérdida con singular claridad:

> En tiempos de luto, nos queda clara la naturaleza de nuestra pérdida. Ésta es la razón por la cual el dolor causado por la muerte, aunque intenso, es esencialmente saludable. Sabemos con exactitud cuál es la pérdida, y que es irrecuperable. Además, nuestra cultura nos permite expresar nuestro pesar, y eso nos ayuda a aceptar la profunda depresión que experimentamos como un fenómeno normal. Lo cual coadyuva a procesar el luto del doliente.
>
> Sin embargo, no es tan fácil procesar las pérdidas de menor impacto. Muchas de éstas no son fáciles de identificar, o en

su caso, soltar. El ser despedido de un trabajo o recibir una demanda de divorcio de alguien a quien todavía amamos no son pérdidas fácilmente superables, ya que nuestro pesar va mezclado con sentímientos de enojo y resentimiento por lo que nos sucedió, y nuestra depresión puede entonces intensificarse hasta el grado de incapacitarnos.

El Dr. Hart señala cuatro tipos de pérdida: pérdidas reales, abstractas, imaginarias y amenazas de pérdida. Para analizar mis propias pérdidas, yo los dividí en cuatro categorías que me eran aplicables:

1. **Pérdidas reales.** Estas son las pérdidas que experimentamos cotidianamente. Usualmente se refieren a pérdidas tangibles – cosas que podemos ver y tocar; por ejemplo, me imponen una multa por exceso de velocidad, mi hija se fracturó el brazo, mi perro se escapa de la casa. Estas pérdidas reales son parte de la vida real y son los más fáciles de manejar, ya que sentimos la pérdida casi de inmediato, y normalmente caen dentro de parámetros comprensibles para nosotros.

2. **Pérdidas ocultas.** Estas pérdidas son los más difíciles de cuantificar, ya que consisten en elementos que no podemos ver ni tocar, tales como la pérdida de la ilusión de un sueño futuro, la pérdida de la estimación o respeto de cierta persona, o los efectos del fracaso de algún proyecto importante para nosotros. Es importante considerar estas pérdidas como productos de nuestro estado anímico. Su realidad se encuentra ubicada sólo en nuestras mentes. Por su naturaleza son únicas, y significan diferentes cosas a diferentes personas.

Para tratar los casos de este tipo de pérdida, podría ser necesario involucrar a otra persona para ayudar a lidiar con todas las complejidades de la misma, para poder explorar los efectos en la persona involucrada. Pensar sobre las pérdidas ocultas solos no lleva a ningún lado, porque casi siempre lo que hacemos el repasar los mismos hechos una y otra vez.

3. **Pérdidas soñadas.** La imaginación es una fuerza muy potente. Mientras que las pérdidas reales se basan en hechos reales, estas pérdidas no. Por ejemplo, en la iglesia sentimos que la gente está hablando de nosotros a nuestras espaldas. O bien, cuando nuestros hijos adultos no nos llaman ni visitan, es porque nos están evitando. O cuando núestro jefe escoge a otro trabajador para una promoción o un trabajo especial, pensamos que ha sido injusto con nosotros. Para nosotros, estas pérdidas son tan poderosas como son las pérdidas reales, porque igualmente activan la depresión.

4. **Pérdidas potenciales.** Estas son eventos en la vida que podrían ocasionarnos pérdidas, pero que todavía no han ocurrido. Por ejemplo, el médico solicita más pruebas de laboratorio, por lo cual quedamos convencidos que tenemos cáncer. O bien, la empresa para la que trabajamos pierde un cliente importante, y llegamos a la conclusión que habrá una reducción del personal y seremos despedidos. También, si a nuestro automóvil se le aparece un ruido raro, concluimos que habrá que cambiar todo el motor.

En todos estos casos nos sentimos amenazados porque estas pérdidas tienen el potencial de que van a ocurrir, pero muchas veces no suceden. Cada una de las categorías de pérdida que hemos esbozado requiere de estrategias diferentes para su resolución. En muchos casos necesitamos la presencia de un consejero o un amigo de confianza para ayudarnos a evaluar y cuantificar la pérdida.

La gente no tiene dificultad en reconocer la presencia de las pérdidas antes dichas. Parte del proceso de sanidad para la persona es que adopten una estrategia para lidiar con su pérdida.

A continuación señalo seis pasos que aprendí del Dr. Hart para reconocer la presencia de estas pérdidas y cómo lidiar con ellas:

- Paso 1: Identificar la pérdida
- Paso 2: Comprender cada faceta de cada pérdida
- Paso 3: Separar los diferentes tipos de pérdida
- Paso 4: Permitir el desarrollo del proceso de luto
- Paso 5: Enfrentarse a la realidad de cada pérdida
- Paso 6: Desarrollar une perspectiva de la pérdida

Quiero poner un ejemplo ilustrativo de cómo operan estos pasos con un caso personal. Cuando mi hija mayor estaba en la escuela primaria, en el trayecto de la casa a la escuela en automóvil, yo oraba con ella, le decía que la amaba, y a la llegada la despedía con un beso. La puerta de entrada a la escuela estaba cerca de donde se bajaban los niños de los vehículos, así que yo me quedaba en el automóvil viéndola hasta que llegara a la puerta de entrada. Ella siempre se detenía, volteaba y me saludaba con la mano, antes de entrar al edificio. Yo llegué a amar ese saludo diario.

Unos años después, cuando la dejé para el primer día de clases de la secundaria, se bajó del automóvil y entró directamente por la puerta sin detenerse y saludarme con la mano. En un principio, yo atribuí su actitud como consecuencia de su deseo de lucir madura delante de sus compañeros. Pero no me pude adaptar a su nueva actitud independiente y poco a poco me invadió la tristeza.

Para entonces yo había sufrido dos ataques depresivos, y bien sabía que esa tristeza no era pasajera, sino que debía provenir de una pérdida.

Paso 1: Identificar la pérdida. Mi hija dejó de voltear y saludarme al entrar al colegio

Paso 2: Comprender cada faceta de cada pérdida.

- Estaba en un ambiente nuevo
- Además, estaba en la secundaria, donde la opinión de sus compañeros era muy importante
- Estaba dando sus primeros pasos de la niñez hacia la adolescencia, y
- Yo no me había percatado de lo importante que su saludo era para mí.

Paso 3: Separar los diferentes tipos de pérdida.

- La pérdida real consistió en su paso de la niñez a la adolescencia
- La pérdida oculta consistió en la pérdida de intimidad que representó el saludo con la mano
- La pérdida soñada fue la de pensar que ella ya no quería voltear a saludar
- La pérdida potencial fue mi temor que sus amigos eran más importantes que su padre.

Paso 4: Permitir el desarrollo del proceso de luto. En Mateo 5:4 Jesús nos dice; "Bienaventurados los que lloran, pues ellos serán consolados."

Yo estoy convencido de que Dios quiere que afrontemos nuestro luto en forma honesta, a través de nuestras pérdidas, sin importar si éstas sean o no significativas. Si yo no me hubiera permitido pasar por el luto, los cuatro pasos antes dichos el conocimiento de los mismos no hubiera tenido ningún valor.

Paso 5: Enfrentarse a la realidad de la pérdida. El saludo de mi hija que tanto significaba para mí, ya era cosa del pasado. Entonces, yo tenía que enfrentarme de lleno a la misma.

Paso 6: Desarrollar una perspectiva de la pérdida. En las circunstancias, era perfectamente normal que una persona de su edad empezar a establecer su independencia. Ella no tenía la más mínima idea que sus acciones me habían causado que yo me sintiera triste e ignorado. Me vi forzado a entender que en el futuro habría otras oportunidades para generar intimidad en otras etapas de su vida.

Cuando uno sigue los pasos anteriores, uno entra en una perspectiva respecto de la pérdida sufrida. En el caso mío, después de un par de días de haber hecho el ejercicio, encontré que la gran tristeza se disipó, pues la perspectiva que uno gana se conviete en la puerta de entrada para desarrollar y activar destrezas (disciplinas) emocionales esenciales para lidiar con las pérdidas.

Otro factor que incrementa el sentido de pérdida es nuestra tendencia a vincularse o identificarse en exceso con la gente, los lugares y los objetos. El Dr. Hart ofrece una perspectiva interesante sobre este fenómeno:

> Podemos aceptar nuestras pérdidas con menos dolor y depresión, si logramos deshacernos de nuestros apegos. Los humanos somos sumamente tenaces. Por razones de seguridad y por apego a las personas y las cosas, no soltamos las cosas fácilmente. Cuando amamos, queremos también poseer, cuando queremos algo que deseamos, se coviete en una obsesión. Como siempre nos aferramos a las posesiones, las ideas, las reputaciones y la gente, las pérdidas las sentimos muy fuertemente. Y las depresiones que resultan son innecsariamente profundas y prolongadas. Repito: el problema de la depresión no es la pérdida en sí, sino el apego al objeto perdido. ¡Simplemente no queremos soltarlo!"

Para mí, la base para comprender y aceptar el proceso de desapegarse de las cosas, es aceptar el liderazgo del Espíritu Santo. Él me provee la fortaleza y la flexibilidad para deshacerme de objetos a los que me aferro, y en su lugar abrazar el perdón y aceptación de Jesucristo.

Cuando una persona ha completado un estudio de las pérdidas en su vida, puede ayudar a otros a hacer lo mismo. El primer gran paso para lidiar con la depresión es estudiar el factor de las pérdidas, que son un componente importante de la misma.

Capítulo 7

¡Sanidad, Por favor!

LOS PATRONES DE PENSAMIENTO

Los disturbios severos en el contenido y los procesos de pensamiento muchas veces equivocadamente se clasifican como locura. Yo descubrí en el curso de mi investigación que esos disturbios traen consigo la depresión, lo que a su vez me llevó a investigar el concepto bíblico de la locura.

Eugene Paterson, autor de una versión de la Biblia en inglés, *The Message*, escribe una introducción al libro de Proverbios, en el que dice:

> Mucha gente cree que lo que está escrito en la Biblia tiene como propósito principal el llevar a la gente camino al Cielo, o sea, estar bien con Dios para salvar sus almas. Claro que tiene que ver con eso, pero está igualmente direccionado a la vida en esta tierra; o sea, con vivir bien, viviendo en un estado de sanidad robusta. En nuestra Biblia, el Cielo no es el principal objetivo, con la vida en la tierra como una especie de apéndice. La oración de Jesús dice "hágase tu voluntad en la tierra así como en el cielo."

Cuando leí este pasaje, el concepto de "sanidad robusta" me tocó el corazón. Y empecé a meditar sobre el punto: ¿Cómo será la sanidad robusta?"

Esto me trajo a la mente, Proverbios 23:7, que dice así: "Pues como piensa dentro de sí, así es él." Lo que este versículo nos enseña es que somos lo que pensamos, y nuestros pensamientos conllevan a las emociones, las cuales gobiernan nuestras acciones. Para cambiar las respuestas emotivas de una personas, es indispensable examinar cómo piensa.

Deacuerdo con el Dr. Peterson, la "sanidad robusta" debe ser la meta alcanzable que debe llegar a tener un discípulo de Cristo. Otros pasajes de las escrituras definen el problema que tienen las personas con depresión severa (Salmo 88:8), y la necesidad de corregir los trenes de pensamiento negativos (2 Corintios 10:3-5).

Durante mis propios ataques de depresión, yo tenía un lapso de 8 a 16 semanas en las cuales me era imposible concentrarme en cualquier cosa; mi mente entró en un verdadero receso. La depresión oscurece la intención original de Dios de que nuestra mente sea un centro de actividad.

La depresión transforma la actividad en pasividad. Cuando estamos en depresión nos volvemos incapaces de evitar los pensamientos oscuros e irracionales. Y a su vez, esa negatividad conduce a patrones de pensamientos distorsionados que se vuelven habituales, los cuales aumentan nuestra desesperación.

Un autor de los Salmos arroja una luz sobre este fenómeno: "Me has alejado de mí mis amistades, me has hecho objeto de repugnancia para ellos; -encerrado estoy y no puedo salir." En el apogeo de mis ataques depresivos, se me volvió muy difícil leer la Biblia, conforme los bloqueos pasivos me impidieron entenderla.

Los seres queridos y los amigos de la persona deprimida que no comprenden el fenómeno de la pasividad, muchas veces lastiman aún más al enfermo. Es sumamente difícil para las personas deprimidas aceptar consejos. Por esta razón, la familia y las amistades deben procurar escuchar con atención ala persona deprimida.

Para escuchar bien, debemos aprender a escuchar con los ojos, porque el 80% de la comunicación entre personas es no-verbal; nuestros corazones disciernen las emociones que hay detrás de las palabras. Las personas deprimidas necesitan entablar amistad con alguien, en lugar de ser regañados o criticados.

En las mentes de personas deprimidas surgen mecanismos de defensa contaminadas con procesos mentales distorsionados, que construyen muros de temor o vergüenza. Los patrones de pensamientos de las personas determinarán si son capaces de si los mensajes recibidos son bendiciones o maldiciones.

En su libro *Ancient Paths* (Caminos Antiguos), el fundador de Family Foundations International (Fundaciones de Familia Internacional) Craig Hill, amplía este concepto:

> El propósito de Dios para cada persona creada por Él esté compenetrada con un sentido de Su Gloria. Esa gloria puede definirse como un sentido de dignidad, del gran valor del ser, de aceptación y de legitimación. La bendición del sentido de identidad imparte la Gloria de Dios. Por el contrario,las maldiciones de una identidad equivocada producen lo contrario a la gloria, o sea, la vergüenza. La vergüenza puede definirse como la falta de dignidad, la inutilidad como persona, falto de aceptación, e ilegitimidad. El propósito de Dios es de impartir su Gloria por medio de la bendición. El propósito de Satanás es el de impartir vergüenza por medio de la maldición.

Según el autor Hill, nuestros procesos mentales siguen uno de dos caminos: la Gloria de Dios o la vergüenza de Satanás:

> La vergüenza es una herida muy profunda que resulta de las maldiciones relacionadas con la identidad. La vergüenza, al

contrario de la culpa, es un sentido profundo de la maldad de SER. En cambio, la culpa es el sentido de la maldad de LAS ACCIONES. La culpabilidad dice: COMETÍ un error. La vergüenza proclama: yo SOY un error. Cuando está operando la vergüenza, sientes que debes trabajar el doble que los demás para lograr la mitad que los demás. Cuando ves a tus semejantes te sientes como la única oveja negra en el rebaño.

En medio de la agonía de la depresión, empecé a preguntarme cómo podría cambiar mi gran sentido de vergüenza por la Gloria de Dios. Una mañana muy temprano mientras estaba leyendo Ezequiel 47:1-12, mi atención se fijó en el agua, que muchas veces representa al Espíritu Santo.

El pasaje habla de las aguas que sanan y que el nivel va subiendo hasta cubrir los tobillos, después las rodillas, y finalmente la cintura antes de alcanzar la profundidad para tener que nadar. Empecé a visualizar al agua fluyendo a través de mis procesos mentales. Cuando las aguas fluyen traen sanidad y vida.

Al igual que el fluir de aguas santas, Dios quiere limpiarnos de todos nuestros pensamientos negativos. Si les damos la oportunidad, los ríos de agua viviente pueden limpiarnos de toda vergüenza y negatividad.

Conforme se iba disipando mi negatividad, lentamente empezaron a regresar los pensamientos que permiten entender, aceptar y desafiar. Inspirado por el pasaje de Ezequiel 47, avancé a paso lento.

Bajo la maldita influencia de los pensamientos negativos, me hacía falta encontrar la forma de reestructurar mis procesos mentales. Mi punto de partida fue la enseñanza de apóstol Pablo en 2 Corintios. Él se refiere tanto a este problema como a la estrategia para derrumbar las fortalezas que nos tienen aprisionados.

Porque las armas de nuestra contienda no son carnales, sino poderosas en Dios para la destrucción de fortalezas; destruyendo especulaciones y todo razonamiento altivo que se levanta contra el conocimiento de Dios, y poniendo todo pensamiento en cautiverio a la obediencia de Cristo (2 Corintios 10:4-5).

Conforme meditaba sobre la frase "poniendo todo pensamiento en cautiverio", descubrí que eso abarcaba también mis propios pensamientos negativos e impulsos destructivos que deben ser sometidos en cautiverio. Eso me trajo la esperanza que Dios podía reestructurar mis procesos mentales.

Si aceptamos como fundamento que el proceso de llegar a la acción o (pensamiento – emoción – impulso – acción) se hace importante comprender cómo el factor tiempo opera en el proceso, al adoptar nuevos patrones de pensamiento y las emociones que siguen después. Por más decidido que estuve a cambiar mis formas de pensar (hacia un patrón más positivo) me encontré que reconfigurar mis procesos mentales requería de tiempo.

La Palabra de Dios siempre nos llega como semillas, tal y como lo demuestra la parábola del sembrador. Pero las semillas siempre tardan su tiempo para germinar. Con el paso del tiempo descubrí que tardaba alrededor de 3 semanas para que mis nuevos patrones de pensamiento empezaran a producir las emociones nuevas.

Para aceptar esta situación de que las emociones resultantes de nuestros pensamientos no entran inmediatamente, requiere de la fe en acción. El Espíritu Santo me enseñó la fórmula ADT:

Aceptar mi condición mental actual

Decidir pensar en forma diferente

Tener fe en Dios de que Él cambiará mis procesos mentales

Voy a compartir dos ejemplos de mis procesos mentales negativos y cómo usé la fórmula anterior para cambiarlos.

Como mencioné en el Capítulo 1, mi depresión estaba ligada a un terror irracional de los cuchillos. Durante mi primer ataque de depresión, tuve un gran terror de un cuchillo en particular. Cada vez que lo veía, lo visualizaba atacándome.

Desafortunadamente, mi esposa usaba ese cuchillo diariamente cuando preparaba la comida, y yo no me animé a decirle sobre mis temores para no empeorar las cosas. La fortaleza del cuchillo se mantuvo inamovible por nueve años, atormentándome todos los días.

Durante mi segundo ataque de depresión, compartí el asunto del cuchillo con mi siquiatra. Él me aseguró que para algunas personas que sufrían de mi condición, era común tener terror a algún objeto cortante. Y aunque esa noticia me trajo un poco de paz, no hizo nada para remover la fortaleza negativa que tenía.

Cada vez que yo veía ese cuchillo, el pánico invadía todo mi ser. Pero conforme mi depresión cedía, también cedió mi pasividad. Con el tiempo, pude una vez más escuchar el Espíritu Santo con sus susurros suaves en mis procesos mentales.

Fue en ese momento que Él empezó a enseñarme el proceso ADT para demoler los procesos mentales negativos. A continuación viene un análisis de cómo la fortaleza del cuchillo fue demolido por el proceso ADT.

1. **Aceptar mi condición mental actual.** Una cosa es reconocer la existencia de algo, y otra totalmente diferente es aceptarlo como realidad. El hecho de aceptar esta invasión oscura de pensamiento negativo era totalmente aterradora. Mis esfuerzos para detenerla sólo lograron intensificar mi obsesión. Pero el Espíritu Santo me reveló que mi negativa de aceptarla sólo estaba obstaculizando el proceso de sanidad.. Los pensamientos oscuros permanecen en su lugar mientras sean cubiertos por oscuridad. Pero una vez expuestos a la

luz, esas obsesiones horribles no tienen donde ocultarse. Al aceptar de todo corazón y permitiendo que la luz de Dios ilumine, mi obsesión con el cuchillo empezó a perder su poder. Entonces en este momento yo estaba listo para embarcarme en el siguiente paso.

2. **Decidir pensar en forma diferente.** Aunque esto suene fácil, requiere de mucho valor. El valor consiste en resistir y dominar el miedo, y no simplemente procurar la ausencia de miedo. La única forma que tenía de perder el miedo al cuchillo era aceptar en mí la verdad sobre el mismo.

    ¿Y cuál era esa verdad? Que era un simple utensilio de cocina que se usa en la preparación de alimentos. No es un arma destructiva que va a saltar de la gaveta donde se guarda, volar por el aire para alcanzarme y causarme daños corporales. Habiendo ya dominado este concepto, estaba listo para proceder al Paso No. 3.

3. **Tener fe en Dios de que Él cambiará mis procesos mentales.** La Biblia dice que la fe es la certeza de lo que se espera, la convicción de lo que no se ve.

    Como mencioné antes, tardé dos o tres semanas para modificar mis procesos mentales hacia algo nuevo. Mi fe, ahora vestido de valor, ya estaba lista para embarcarse en la transformación de mis procesos mentales negativos a positivos, y acto seguido, cambiar mis emociones. Hoy en día, ese cuchillo permanece en la gaveta de la cocina. Cada vez que lo veo, me recuerda que Dios lo utilizó para fortalecer mi fe por medio de él.

El segundo ejemplo sobre mis patrones de pensamiento distorsionados tiene que ver con los programas de televisión que contienen violencia.

Bien fueran las noticias locales o películas o series de programas, llegué al punto en que no podía ver la televisión.

Mis mecanismos de defensa estaban ahogados en un mar de pasividad y de pensamientos irracionales que me torturaban. Ya sea siguiendo los pasos de la víctima o del agresor del mal, yo quedaba paralizado por el miedo. En consecuencia, yo apagaba el televisor o me iba del cuarto. Pero usando el proceso ADT, pude demoler la fortaleza:

1. **Aceptar mi condición mental actual.** Por la gracia de Dios, pude llevar a la luz de la verdad los temores oscuros e irracionales al asumir el papel de la víctima o del agresor. Al aceptar la realidad de mi naturaleza pecaminosa y que ésta era capaz de tener esos pensamientos, ya estaba listo para el próximo paso.

2. **Decidir pensar en forma diferente.** La única forma en que podía yo vencer el miedo de ver la violencia en la televisión era aceptar la verdad sobre ella. Las noticias violentas en los noticieros eran reales, pero no tenían ninguna conexión conmigo. La violencia en las series de televisión y en las películas eran ficticias. En ninguno de los casos yo era la víctima o el agresor. Y habiendo absorbido estas verdades, estaba listo para el paso final.

3. **Tener fe en Dios de que Él cambiará mis procesos mentales.** Al revestir mi fe con razón y valor, pude confrontar mi temor alimentado por la depresión. Hoy en día puedo ver la violencia real o ficticia que se muestra en la televisión, y a la vez permanecer separado de las historias.

Conforme mis patrones mentales negativos (fortalezas) fueron demolidos uno por uno, mi mente paulatinamente se trasladó de esa pasividad que me había dominado por tanto tiempo. Los pensamientos racionales originaron emociones realistas y equilibradas. Fue como un aire fresco de calma y paz inspirado por el Espíritu Santo.

El apóstol Pablo ora específicamente para todos los creyentes en Efesios 3:16 y 19. Le pide a Dios que nos conceda, conforme a las riquezas de su gloria, ser fortalecidos con poder por su Espíritu Santo, y conocer el amor de Cristo que sobrepasa el conocimiento para que seamos llenos de toda la plenitud de Dios. Esto se logra no por medio de métodos violentos sino por el poder del Espíritu Santo obrando suavemente en nuestros corazones y en nuestras mentes.

Conforme va surgiendo nuestro ser interior, Dios nos va fortaleciendo con un valor fresco, conquistando nuestro temor y desesperación. Al construir nuevos procesos mentales, yo logré un estado de honestidad emocional, y pude vencer el segundo factor importante que contribuyó a mi depresión.

Capítulo 8

Precaución! ¡Peligro de destrucción adelante!

IRA PERJUDICIAL PARA LA SALUD

Una vez que ya estuve preparado para comprender mis pérdidas y renovar mis procesos mentales, pude ver el papel que tenía la ira en la formación y consolidación de mi depresión. La ira se manifiesta de distintas maneras según la persona de que se trata.

El espectro de la ira abarca desde la ira explosiva extrema hasta la negación. La ira explosiva extrema se manifiesta en lo externo, como el caso de homicidio, o en lo interno, como el suicidio. Otras manifestaciones de la ira pueden llegar a la negación total de la ira, que se logra reprimiendo la emoción de ira del consciente.

La Biblia en Génesis 1:27 afirma que el ser humano fue creado a la imagen de Dios. Además hay diversos pasajes que relatan ejemplos de la ira de Dios. La palabra hebrea equivalente a la ira aparece unas 455 veces en el Antiguo Testamento, y de esas, 375 se refieren específicamente a la ira de Dios.

A mucha gente se le ha enseñado que la ira es mala, en cualquier circunstancia. Lamentablemente eso es un error; Jesús mismo incurrió en ira varias veces. El autor del libro *Overcoming Hurts and Anger* (Venciendo el Dolor y la Ira), Dwight L. Carson lo expresa de esta forma:

> Jesús se enojó varias veces, contrario a la imagen que tenemos de Él de ser una persona afable y complaciente. Cuando Jesús estaba a punto de sanar al hombre con una mano paralizada, se enojó por la dureza de los corazones de las personas que estaban presentes. La Biblia dice que Jesús "los miró con enojo a los que le rodeaban" (Marcos 3:5). En Marcos 11:15-17 vemos a Jesús echando afuera a los que compraban y vendían en el templo con un látigo en mano, diciéndoles: "¿No está escrito, mi casa será llamada Casa de Oración para todas las naciones? Pero ustedes la han hecho Cueva de Ladrones." En Mateo 23 ataca a los fariseos hipócritas," llamándolos tumbas blanqueadas . . . llenos de huesos de muertos" (vs 27).

Con el fin de conocer mejor mi ira, empecé con una pregunta básica: ¿Cómo llegué hasta aquí? Mis estudios en el seminario me indicaron que yo cabía dentro de la categoría de "Ira enfocada hacia adentro". La pregunta que yo me hice fue, ¿cuándo y por qué me convertí en una persona de ira enfocada hacia adentro?

El Dr. Dwight Carlson, sicólogo cristiano me ayudó:

> La ira se define como un estado emocional desagradable de variada intensidad que va desde una pequeña irritación hasta la ira incontrolable. Es una emoción de disgusto que surge como resultado de una amenaza real o imaginaria, un insulto, un desprecio, una frustración o injusticia dirigida hacia ti o hacia otra persona importante para ti.

Al estudiar con cuidado la definición anterior, dos frases se me resaltaron: "emoción desagradable" y "emoción de disgusto". Como niño, me negué a participar en un estado emocional negativo, por las sensaciones desagradables que causaban en mí. Fue muy fácil para mí convencerme que toda ira era mala. Como el tercero de 5 hermanos, tomé el papel de pacificador, ya que eso servía de camuflaje seguro para mi verdadera situación.

En los años anteriores a mis ataques depresivos, la gente me felicitaban por mi temperamento tan maleable y suave. Mucha gente me admiraba porque al parecer nunca me enojaba, pero eso aumentó mi ira de percepción.

En mis primeros años después de los veinte, esa percepción distorsionada me llevó a pensar que no enojarme nunca era señal de madurez espiritual. Recuerdo haberle dicho a mi esposa poco después de que nos casamos, que el enojo que sentía iba a disminuir conforme maduraba en la fe.

Lamentablemente, yo me convencí de mi propia sabiduría. Fue hasta llegar a los 35 años, al estarme reponiendo de mi segundo ataque depresivo, que empecé a darme cuenta de la realidad de que la ira podría ser un contribuyente a mi estado depresivo.

Un factor a tomar en cuenta al describir la ira es el concepto de invadir los límites de otra persona. Cada persona tiene límites más allá de los cuales no quiere intrusos, el autor Tim LaHaye y el consejero familiar Bob Phillips pregonan el concepto de "espacio territorial":

> Todo ser humano establece para sí lo que llamamos especio territorial. Esos incluyen la silla preferida de papá, mi dormitorio, colocando algo en el asiento en la iglesia o una reunión para reservar el espacio para alguien, todos los cuales indican que estamos protegiendo lo que consideramos como "nuestro territorio". Cuando mi espacio territorial es invadido

suelo enojarme. Si alguien empieza a leer el periódico que estoy leyendo, me irrita. Si un hombre se para demasiado cerca de mi esposa, yo me molesto. Si alguien se pone a pescar en el lugar donde estoy pescándo me irrito. Si un compañero de trabajo invade mi espacio de trabajo y empieza a hacer alguna tarea que me corresponde, me siento amenazado y tenso. Si alguien se queda viéndome demasiado tiempo, eso me provoca a pensar que no es de su incumbencia. Cuando nuestro espacio territorial es invadido, todos solemos enojarnos.

El espacio territorial es un factor enorme para activar nuestros sentimientos de ira. La ira es la respuesta sicológica que ocurre cuando alguien o algo va más allá de nuestro espacio territorial real o percibido.

Las personas con ira enfocada hacia afuera de pronto explotan cuando se activa la energía sicológica o emocional, especialmente si la gente no responde favorablemente a sus exigencias. Las personas con ira enfocada hacia adentro equivocadamente piensan que esa energía negativa simplemente desaparecerá sola.

El sicólogo y fundador de EHarmony.com, Neil Clark Warren, usa el término "somatizador" para describir este fenómeno. (**Soma** en griego significa cuerpo y **tizador** significa absorber). Me di cuenta que mi cuerpo estaba actuando como un amortiguador para esta fuerza energética que yo estaba negando tan firmemente, y fue una llamada de alerta para mí.

Mi alta presión sanguínea, los problemas con el colon, y los salpullidos en la piel que no podían explicar los doctores, muy probablemente tuvieron su origen en mi ira. Desde hace años los investigadores han vinculado la ira y otras emociones negativas como causas de las enfermedades físicas.

Entonces, resultaba obvio que yo debía aprender a manejar mi ira, lo cual iba en contra de mis creencias de hacía años. Yo pensaba que los únicos que necesitaban ayuda era la gente con ira enfocada hacia afuera, o sea, la gente que tenían explosiones violentas de ira y otras formas de violencia. ¡Pero yo estaba muy equivocado! La ira enfocada hacia adentro puede ser tan destructora como las manifestaciones violentas externas de ira.

Una vez estaba aconsejando a una señora cuya hija frecuentemente destruía puertas al azotarlas o pegarlas. Cuando le sugerí que ella tenía tanto problema de ira como su hija, se quedó profundamente impresionada.

Empecé a señalarle los frutos de su ira, como son la depresión, los intentos de suicidio, y la anorexia aguda, su expresión facial cambió. Por primera vez, se dio cuenta que su ira enfocada hacia adentro estaba causando tanto o más daño que las explosiones iracundas de su hija. Las personas que no reconocen su ira frecuentemente caen en depresión. En dos platos, la ira reprimida alimenta la depresión.

Aprender a equilibrar la pasividad y la agresión es un paso fundamental en la lucha contra la depresión. La historia del león y el buho ofrece una lección valiosa.

Había una vez un león muy feroz que vivía cerca de un pueblo en la jungla. Se ganó la reputación de que mordía a cualquier persona que entrara a la jungla. Cuando no estaba mordiendo a la gente, los perseguía mientras corrían para salvar sus vidas. Todos los habitantes del pueblo le tenían terror del león. Un día los habitantes del pueblo se reunieron para discutir el problema del feroz león. Y tomaron la decisión de consultar el asunto con el viejo y sabio buho. La gente compartió con el buho sobre sus temores. Él escuchó atentamente todo lo que dijeron, y finalmente dijo: "Creo que sé lo que deben hacer para terminar con el problema." El viejo y sabio buho fue a visitar al león, y le dijo que su comportamiento no era aceptable, que no era correcto que anduviera correteando a la gente y mordiéndola. Le dijo que si él continuara con esta práctica, al final se iba a quedar muy solitario y no tendría amigos, y que su comportamiento era muy reprensible y egoísta al actuar de esa forma. El león se disculpó sinceramente y prometió al viejo y sabio buho que iba a cambiar. Pronto se corrió la voz del cambio en el león. La gente empezó a meterse a la jungla, y a menudo veían al león asoleándose o bebiendo agua en el río. Al paso del tiempo la gente empezó a acercarse al león. Ya no le tenía temor. Al cabo de un tiempo más la gente empezó hacerle caras e insultarlo cuando iban pasando, y después empezaron a molestar al león. Empezaron a jalarle la cola y tirarle piedras y pegarle con palos. Después empezaron a perseguir al leóny lastimarlo de muchas maneras. Un día el viejo y sabio buho vino a visitar al león. Lo encontró oculto en una caverna. Pudo darse cuenta que el león estaba lastimado y sangrando de los tormentos que había recibido de la gente. El buho le preguntó al león ¿Qué te pasó?" "Bueno," dijo el león, "ahora la gente me persigue, me tiran piedras y me pegan con palos. El buho le dijo al león, "Yo te dije que no los persiguieras y tampoco los mordieras, pero no te dije que no rugieras."

Cuando cuento esta historia a otros, me doy cuenta que no se esperan el final del cuento. Asumen que el buho iba a decirle al león que se merecía ese final. Pero las palabras "No te dije que no rugieras" los deja sorprendidos. Dado que la ira es parte del diario vivir, el recordar el aullido del león les recuerda que el equilibrio es posible al manejar la ira.

Dios desea ayudarnos a aminorar la ira insalubre y crear nuevas salidas más saludables para esta emoción tan poderosa. Los autores La Haye y Phillips nos destacan la importancia de no ignorar ni eliminar la ira, sino de entenderla y aprender de dónde proviene.

Como persona de ira enfocada hacia adentro, he pasado la mayor parte de mi vida tratando de ignorar y eliminar la ira, lo cual contribuyó a a que padeciera una serie de problemas físicos. A mis 53 años, he llegado a la conclusión que es imposible ignorar o eliminar la ira. Si no manejamos adecuadamente la ira, está nos traerá un efecto trágico de padecimientos físicos y mentales.

El libro de Dwight Carlson, *Overcoming Hurts and Anger (Venciendo las heridas y la Ira)* se ha convertido en mi guía personal diaria para manejar la ira. El Dr. Carlson es un estudioso diligente de la Biblia y especialista en medicina interna y en siquiatría. En capítulos anteriores, les compartí unas estrategias personales sobre cómo trabajo las pérdidas y el cambio de patrones de pensamiento. Sobre el tema de la ira uso las estrategias que describí en los capítulos 7 y 8:

1. Reconoce tus emociones
2. No tomes acción inmediatamente
3. Ora pidiendo la guía del Señor
4. Identifica la verdadera causa de tu ira
5. Evalúa si tu ira es legítima
6. Determina un plan de acción
7. Perdona y olvida

Proverbios 20:5 nos dice "Como aguas profundas es el consejo en el corazón del hombre, Y el hombre de entendimiento lo sacará." Dios está utilizando la obra del Dr. Carlson para ayudarme a extraer mi ira hacia la superficie done puedo comprenderla mejor.

Dios nos eneseñe a perdonar a quienes nos lastimea. El dolor muchas veces trae la ira. Si el Espíritu Santo está presente en nuestros corazones, recibiremos la fortitud que necesitamos para perdonar, y de esa forma evitar la presencia de la ira innecesaria e insalubre que tanto daño hace.

Lea con cuidado el pasaje de Efesios 4:25 al 27 y 32: "Por tanto, dejando a un lado toda falsedad, hablad verdad cada cual con su prójimo, porque somos miembros los unos de los otros. Airaos, pero no pequéis; no se ponga el sol sobre vuestro enojo, ni des oportunidad al diablo . . . Sed más bien amables unos con otros, misericordiosos, perdonándoos unos a otros, así como también Dios os perdonó en Cristo." El haber aprendido a equilibrar mi ira diariamente me permitió vencer el tercer factor principal que contribuye a mantener la depresión.

Capítulo 9

La Frágil Compasión

Si bien la ira estuvo oculta en mí por años, el último factor contributivo a mi depresión era evidente para que todos lo apreciaran. Y ese factor era la compasión. La compasión humana es muy frágil, y su eficacia es muy limitada.

Mucha gente deprimida es exageradamente compasiva. Pensando en mi propio caso, mi lucha interior distorsionada decía que debía yo sentir el dolor de otros; de lo contrario, yo no estaba siendo verdaderamente compasivo. Conforme mi ataque depresivo empeoraba, mi lucha interna se volvió una lucha quebrantada. El amar a la gente en forma equivocada me estaba matando.

Al ponerme a estudiar la compasión, me surgió una pregunta: ¿era posible ser compasivo y mantenerse saludable? Y aprendí varias cosas.

En primer lugar la compasión humana se manifiesta a través de la empatía y la simpatía. Según el diccionario Merriam Webster, la empatía significa ser sensible y sentir vicariamente el dolor ajeno. La simpatía es una afinidad o una relación en que cualquier fenómeno a una persona afecta la otra en forma similar.

Una cosa es que alguien nos cuente *sobre* su dolor, y otra es *sentir* el dolor ajeno. En pocas palabras, es la diferencia entre la salud emocional y el agotamiento emocional, el cual en muchos casos conduce a la depresión.

En segundo lugar, El sentir responsabilidad en exceso es el origen de la compasión excesiva. En mi subconsciente, mis esfuerzos por rescatar a otros me convirtieron en un imán para atraer a la gente con problemas. Desgraciadamente, el exceso de compasión viene acompañado de una sensación glorificada de importancia y poder.

John Westfall, ministro presbiteriano y autor del libro *Coloring Outside the Lines* (Pintando fuera de las Rayas) me retó sicológicamente:

> El exceso de responsabilidad es tan pecaminoso como la irresponsabilidad. El mensaje inherente en el caso de exceso de responsabilidad es "Dios no puede; por lo tanto, yo debo actuar. Dios no tiene la fuerza necesaria ni la sabiduría suficiente y no se involucra suficientemente para hacer la diferencia; así que me toca a mí tratar de cambiar las cosas." Nuestro empeño por asumir control de las cosas, en última instancia tiene su origen en nuestra renuencia a dejar que Dios sea Dios y confiar en que Él es capaz.

¡Ay! Mi mente inmediatamente se ubicó en Santiago 4:17, el cual explica que cuando una persona conoce lo que es correcto, pero actúa de otra forma, ha cometido un pecado. Al principio, me sorprendió esta aseveración, pero con el tiempo quedé convencido.

En tercer lugar, es importante que cada uno de nosotros capte el concepto de límites en la compasividad – tanto para nosotros como para la gente a quienes *estamos tratando de ayudar. Cuando respetamos los límites de la gente que amamos nos hace más empáticos.*

El Dr. Henry Cloud y el Sr. John Townsend, que son los co-autores del libro *Boundaries* (Límites) nos explican esta idea:

Cuando amamos y respetamos los límites ajenos nos confrontamos con nuestro propio egocentrismo. Cuando amamos y respetamos los límites de otros, logramos dos cosas: Primero, mostramos un amor compasivo por la persona. Y segundo, al amar los límites de otros nos enseña cómo ser empáticos. Nos muestra que debemos tratar a otros como quisiéramos ser tratados. Como se dice en Gálatas 5:14, "Porque toda la ley se resuma en este solo mandato, "Ama a tu prójimo como a ti mismo."

En cuarto lugar, me di cuenta que la compasión humana saludable hacia otra persona sólo llega hasta cierto punto. Yo quería sentir la infinita compasión de Dios. Desmenuzando la palabra compasión hallamos que *com* significa juntos y la palabra latina *pasus* que significa la capacidad de sufrir.

Como yo había sufrido dolor emocional enorme, el acercarme a Cristo para aprender cómo tener la capacidad de sufrir de la forma correcta sonaba fabuloso. Aprendí que cuando permitimos que la compasión de Cristo alcance a otros, la Palabra de Dios fluye libremente para permitir la sanidad.

Dios no necesita unos mini-Mesías para promover el mensaje de la compasión. Cuando gente que asume un exceso de responsabilidad toman para sí el dolor de otros, dejan el área de mortales para usurpar el papel del Creador.

El autor Henri Nouwen, aclara el concepto de la virtud de compasión:

> ¿Qué significa vivir en un mundo con un verdadero corazón compasivo, que se mantiene abierto en todo momento? Es importante tener claro que la compasión va más allá que la simpatía o la empatía. Cuando se nos pide que escuchemos los dolores de la gente y empatizamos con ellos en su sufrimiento,

muy pronto llegamos a nuestro límite. El corazón de Dios es infinitamente más grande que el corazón humano. Es ese corazón divino que Dios quiere darnos para que podamos amar toda la gente sin quemarnos o volvernos insensibles. El Espíritu Santo de Dios es dado a la gente para que puedan ser partícipes de la compasión de Dios y poder alcanzar a la gente en todo momento con el corazón de Dios.

El poder expresar la compasión a la manera de Dios es un arte. Jesús es el artista supremo, al inculcarnos su compasión en nuestros corazones. Es esa compasión, trabajando a través de nosotros, la que necesita nuestros hermanos y hermanas necesitados.

Capítulo 10

Identificando nuestras Lealtades

EL PODER DE LA TRIBUNA

El primer seminario doctoral al que asistí en el Seminario teológico Fuller se tituló "Salud Personal del Pastor". Las dos semanas que duró el seminario me llenó de una comprensión profunda.

Un concepto en particular era totalmente nuevo para mí. Tenía por título "La Tribuna. Actuando para una Audiencia de Una Persona. "Y fue esta idea la que me permitió empezar a conectar los factores relacionales en mi vida personal. Conforme pasaba el tiempo, me di cuenta que Dios estaba trabajando poderosamente con mi fuero interior.

Al estar trabajando con las 300 personas que mencioné en la Introducción de este libro, Dios me permitió formular este concepto como un modelo didáctico.

Mi protocolo empieza con una persona deprimida en una sesión para escuchar su historia. Con esa historia como base, en las siguientes 4 sesiones los factores que forman la base de la depresión, y que son el concepto de pérdida, los patrones de pensamiento distorsionados, la ira y la compasión.

A partir de ahí les introduzco al "Concepto de la Tribuna", el cual es extremada-mente útil. Para ciertos individuos, la intensidad de su depresión empieza a ceder una vez que comprenden esta información.

El Diccionario Merriam Webster define la tribuna como una serie de asientos un poco más altos que los demás, generalmente bajo techo, en un estadio para juegos o eventos deportivos. Se localiza en el centro de los demás asientos para espectadores, para brindar la mejor vista y con protección en caso de lluvia.

Los jugadores o gimnastas suelen actuar para impresionar a los espectadores. El Dr. Hart, que es oriundo de Suráfrica, usa el deporte de rugby para ilustrar su modelo. Como nativo del sur de Estados Unidos, yo escogí usar el futbol americano para las ilustraciones.

La tribuna ubicada enfrente a la línea de las 50 yardas constituiría los mejores asientos. Imagínate siendo un joven de 20 años como uno de los animadores o como uno de los jugadores de tu equipo favorito. Es sábado por la tarde y hay 80,000 espectadores, y se siente la emoción colectiva.

Cuando la bola es puesta en movimiento, se siente el chorro de adrenalina. El público ruge, y tu deseo de que el juego o salga bien es abrumador. En pocas palabras, tú estás jugando bajo la influencia de la gente que te rodea.

En nuestra vida cotidiana, que consiste en una serie de eventos espirituales, mentales, emocionales y físicos que sentimos, estamos actuando en forma paralela al juego en el estadio. Muy profundo dentro de nosotros estamos jugando para los espectadores ubicados en la tribuna, que es la gente que tiene una influencia en nuestras vidas – algunos profundamente, otros en forma positiva, y unos en forma negativa.

Estas personas pueden ser gente a quienes estimamos profundamente, tales como nuestros padres, hijos, hermanos amigos, compañeros de trabajo y otros. Algunas de estas personas pueden habernos lastimado profundamente.

Dentro de nuestro subconsciente, estas personas están sentadas en esa tribuna ubicada cerca de la línea de las 50 yardas dentro de nuestro corazón, sin oposición. Y la tragedia que se está dando a mitad de la cancha es la parte más delicada e íntima de nuestro ser.

En este punto de la presentación, algunas personas han hecho preguntas o externado las mismas dudas. ¿Qué tiene de malo tener personas como ejemplos a seguir o como influencias positivas (tales como cónyuges, padres, hijos, hermanos, etc.) ubicadas en la línea de las 50 yardas en en nuestro corazón? Mi respuesta a esta pregunta, que toma por sorpresa a muchos, es contundente.

Sólo Dios es digno de sentarse en el mejor sitio e nuestros corazones. La gente que dice ser cristiana debe instalar a Cristo en la línea de las 50 yardas. Colocar a cualquier otra persona en este sitio provoca un caos invisible.

Cuando uno desaloja al Espíritu Santo de su posición en nuestro corazón, nuestra vida interior cristiana se vuelve al menos mediocre. ¿Qué hacer para corregir esta situación? La respuesta la tenemos en Colosenses 1:18, en que el apóstol Pablo proclama que Jesús debe ocupar el primer lugar en nuestras vidas.

Desgraciadamente, nosotros creamos una especie de Valle de la Muerte cuando permitimos que nuestros seres queridos se ubiquen en la parte más delicada de quiénes somos. Los siguientes tres ejemplos ilustran este concepto.

El primer ejemplo toma el caso de una esposa del pastor de una iglesia grande de una de las denominaciones principales. La primera vez que conocí a este persona, la depresión que padecía era tan severa que casi no podía funcionar.. Después de 5 sesiones de consejería, su depresión seguía igual.

Cuando le presenté el concepto de La Tribuna, inmediatamente empezó a llorar. Este concepto le tocó un nervio sensible en su corazón. La iglesia en la que trabajaba su esposo obraba bajo una tradición histórica muy fuerte, pero afectado negativamente por uno de los líderes principales, que era una persona irascible y de mente cerrada.

La esposa era de un espíritu muy creativo, pero quedó intimidada y desmoralizada por este hombre inescrupuloso e insensible, a quien había permitido que se sentara en la Tribuna de su subconsciente. Cuando sus facultades mentales afectadas por su depresión se cerraron, no se daba cuenta del daño emocional que le causaron su ira y su falta de perdón.

Se puso a realinear sus prioridades emocionales, y así pudo enfrentar su espíritu amargo y decidió perdonar a esta persona. Fue un momento muy emotivo cuando mentalmente lo tomó de la mano y lo llevó fuera de latribuna.

El segundo ejemplo es de un hombre que durante años fue víctima de abuso verbal por parte de su esposa. Cuando lo vi por primera vez, ya había sido hospitalizado dos veces, había ido a consulta con varios siquiatras, había tomado numerosas medicinas antidepresivas, y se había sometido a terapia de choques eléctricos

Cuando escuchó el concepto de la Tribuna, su depresión mejoró significativa-mente durante las siguientes tres semanas. Su expresión facial se iluminó en el momento en que tomó a su esposa de la mano y la condujo fuera de la tribuna.

Como ella ya no estaba en la línea de las 50 yardas, ya pudo permitir que el Espíritu Santo sanara su fuero interno para que él pudiera tratar con sus pérdidas, soltando su ira y desarrollando nuevas formas de pensamiento. En consecuencia pudo enfrentarse a su esposa, liberándose de su control abusivo. Hasta la fecha, no ha vuelto a caer en depresión.

El tercer ejemplo es de una muchacha de unos veintitantos años, que estaba atrapada al vivir junta con su novio, en una relación disfuncional. A él le gustaba ir a fiestas y era terriblemente haragán. Habitualmente la criticaba y vivía a expensas de ella.

Aunque ella había sido criada en un hogar cristiano, se había apartado de su relación con Dios. Como tenía tres años en esta relación desagradable, una parte de su ser se sentía obligada a quedarse en ella.

La depresión le nubló su perspectiva, y simplemente no podía tomar la decisión de dejar la relación. Cuando le mostré el concepto de la tribuna, se acordó de ese viejo refrán, que no podía ver el bosque por los árboles.

De repente, se le abrieron los ojos, y pudo conducir a su novio fuera de la tribuna, de esa forma abriendo paso a una mejor relación con Dios. Trabajó sus pérdidas, desarrolló nuevos patrones de pensamiento, descubrió que tenía ira suprimida, y con el tiempo tuvo la valentía de acabar con la relación. Después conoció a un joven responsable y de ideas similares a las de ella. Se enamoró y se casó con un compañero mucho más idóneo.

Como el concepto de la Tribuna es aplicable a todos nosotros, quiero compartir un ejemplo personal simple que no se refiere a la depresión. En el caso mío, mi padre y mi hermano mayor figuraban entre los espectadores de mi tribuna. Ellos tenían puestos de oficina, pero yo trabajaba afuera.

Tanto mi padre como mi hermano se vestían en ropa apropiada para la oficina: camisas blancas de manga larga, y yo usaba camisas de manga corta de diversos colores. Después de mentalmente escoltarlos fuera de mi tribuna, pensé en la posibilidad de usar camisas blancas de manga larga.

Como yo era pastor, tuve muchas oportunidades de experimentar con cambios en mi vestimenta. Para mi sorpresa, me sentí bien con el cambio.

Conforme vamos trabajando nuestros asuntos en la tribuna, debemos mantener en mente cuatro cosas: **Primero**, La línea de las 50 yardas representa la parte más íntima y delicada de nuestro ser. **Segundo**, sólo Dios mismo (Padre, Hijo y Espíritu Santo) debe ocupar este sitio tan privilegiado. Cualquier otro, creará un desequilibrio en nuestras relaciones, los que nos conducirá un valle de la muerte espiritual.

Tercero, cuando un padre ejerce una influencia negativa, la tendencia natural del hijo es ir en dirección opuesta. Quita a ese padre o esa madre de la tribuna, y permite que Dios crea un nuevo comienzo libre de culpabilidad.

Cuarto, Recuerda que la conciencia de la existencia de la tribuna y su adecuado mantenimiento requiere de práctica. Yo recibí el concepto de la teoría de la tribuna en 1998. Catorce años después, repetidamente me encuentro que he permitido que otros ocupen un lugar en mi tribuna.

Cuando me doy cuenta de estos reveses, simplemente los quito, pide a Dios perdón y permito que su Espíritu llene el vacío en mi fuero interno. Si no tenemos bien definido nuestra lealtad, nuestro fuero interno perderá la oportunidad diaria de sentir la paz verdadera y escuchar la voz tierna y envolvente de Dios.

Capítulo 11

Salud interior

Hace once años, compartí con un pastor colega una idea para un sermón referente al Salmo 46:10. Seis meses después, yo estaba en medio de uno de mis ataques depresivos más severos. Estaba sentado en un hospital en la sala de espera, tratando de consolar a otros, cuando el mismo pastor pasó enfrente de mí, y me susurró en el oído. Aún inmerso en la oscuridad de mi condición, lo que me susurró penetró la oscuridad y tocó mi corazón.

Cuando comenzaba a tomar antidepresivos, me preguntaba si esos medicamentos podían ponerle freno a mi depresión. Desde entonces he aprendido que, mientras los medicamentos ayudan a equilibrar mi ánimo, por sí solos no pueden calmar mi fuero interno.

Las personas necesitan *algo* más allá de ellos mismos para limpiar los desechos residuales de la depresión. El Salmo 46:10 vino a ser ese algo para mí; al ser el fundamento a partir del cual Dios está sanando y reconstruyendo mi fuero interno.

La primera parte del Salmo 46:10 dice: "Estad quietos y sabed que yo soy Dios". El modo imperativo para las palabras "Estén quietos, y sepan que Yo soy Dios. El significado del hebreo podría decirse así: *Para todos los que se colocan en contra de Dios: depongan sus armas y dense cuenta de que no pueden ganar.*

En algún momento en nuestras vidas todos necesitamos deponer nuestras armas; echar una mirada larga y amorosa a Dios, y aceptar el hecho de que Él está en control. Esto permite que Él empiece el proceso de aquietar nuestro fuero interno, susurrando Su amor a nuestro ser más íntimo.

Yo me empeñé en ser un recipiente diario de ese amor susurrado, y comencé a entrar en mis tiempos a solas con Dios sin una agenda, sin ninguna motivación oculta. Me concentraba en estarme quieto, y empecé a oír su amor susurrado. Con el tiempo, el Espíritu Santo empezó a usar esta disciplina espiritual para enseñarme la importancia de construir la salud interior.

Durante la mayor parte de mi vida, he sido bombardeado con la necesidad de tener salud física. Y si bien es cierto que la salud física es clave para nuestro bienestar integral, la salud interior es la clave para crecer espiritualmente. Dios me ha enseñado un principio bastante simple ¿cómo puede Él confiar en mí con cosas externas en su Reino si no existe la salud interior?

Dios anhela que todos nosotros sintamos ese murmullo de amor. Es la puerta de entrada al crecimiento y la intimidad con él.

En Juan 15:15, Jesús específicamente nos llama sus amigos. Al principio la idea de que Jesús deseaba ser mi amigo me era curioso. Con montañas de auto-condenación y auto-odio obrando dentro de mí, me era difícil verme como un amigo digno para Él. Al mismo tiempo, me sentí indigno para pedirle que me removiera la negatividad.

Desde un punto de vista humano, mi dilema intensificó cuando meditaba sobre esta pregunta: ¿Podría yo alguna vez permitir que una persona se me acerque si pensara que esa persona en el fondo no me estimaba? Y al meditar sobre si Dios me estimaba o no, tengo que admitir que pensé que Dios no me estimaba.

En el subconsciente, yo creía que para Jesús era imposible que me estimara con mi naturaleza pecaminosa. Al caer en esta engaño, mantuve a Dios a una distancia de mí.

Era mucho más fácil para mí creer que Dios me amaba en lugar de Dios me estimaba. En mi niñez en un hogar cristiano, constantemente se me insistía en que Dios me amaba. Por lo tanto, me era fácil responder afirmativamente a la pregunta de si sentía que Dios me amaba.

Muchas veces he preguntado a diferentes personas si Dios les ama. Y la otra pregunta, ¿Dios te estima?

La mayoría de la gente responde que Sí a la primera pregunta, pero casi la totalidad contesta que No a la segunda. Entonces le doy seguimiento y hago la otra pregunta que me atormentó por tanto tiempo: ¿A cuántas personas permitiríamos acercarse a nosotros, si pensamos que no nos estima?

Como era de esperarse, no hubo respuestas a esta pregunta. Y aquí era donde yo podía compartir lo erróneo de mi creencia del pasado, y ayudar a esa gente a darse cuenta que Jesús sí les valoraba.

Muchos cristianos cantan el himno que reza: "Oh que amigo nos es Cristo" pero no absorben el verdadero significado del himno. Para mí ha sido un gran privilegio ver a Dios transformar gente quebrantada hasta que aceptan la realidad de que Jesús es verdaderamente su mejor amigo.

Conforme vamos creciendo en nuestra amistad con Jesús, no podemos dejar de percibir su gran humildad. Al crecer en intimidad, más claramente vemos esa humildad como su principal virtud, que es fuente de todas las demás virtudes.

Para poder comprender la humildad, debemos vencer a la soberbia que llevamos en el inconsciente, que siempre oculta esta sublime virtud. Alrededor del Siglo Sexto, los siete pecados capitales (soberbia, envidia, ira, pereza, codicia, glotonería y lujuria) fueron adoptados dentro de la fe cristiana como los siete cánceres, y así reforzaron el poder del pecado, extrujando nuestros deseos, y señalando el camino hacia deleites venenosos.

De los siete pecados, la soberbia es la más venenosa, porque posiciona al individuo al nivel de Dios mismo. Nos empodera a dictar nuestro futuro y formular nuestras propias reglas. La soberbia se adhiere y se enreda entre los otros seis pecados, incrementando el propio poder de cada uno. En Estados Unidos, para nuestro menoscabo, la sociedad ha elevado a la soberbia hasta convertirla en virtud para mucha gente.

Una parte de nuestra soberbia oculta busca evitar el dolor; especialmente cuando hay de por medio otros factores adyacentes. A menudo, las personas deprimidas niegan la realidad de lo serio de su condición. Conforme la depresión va aumentando, el individuo deprimido es expuesto a la parte horrible de la naturaleza pecaminosa, lo cual conlleva a un sentido extremo de vergüenza.

La inmensa mayoría de personas deprimidas sienten que Dios las ha abandonado. Resulta difícil comprender que Dios está en un proceso de refinar el fuero interno de la persona. Sólo hay un poder en todo el universo que puede suplantar la soberbia – la humildad.

La Biblia nos dice que para ser discípulo de Jesús, uno debe renunciar a sus propios intereses, tomar su cruz diariamente y seguirlo a Él. En otras palabras, uno debe confiar en Dios para que Su Poder nos ayude a abandonar nuestro egoísmo y permitir que el Espíritu Santo llene el vacío.

Jesús modelaba la humildad diariamente, y su mensaje de salvación para la humanidad está permeado en humildad. Como discípulos cristianos, nosotros debemos tomar la humildad para convertirla en nuestra principal virtud. Cuando aprendemos a hacer esto, viene una transformación básica en nosotros.

De repente, la vida, en que siempre nosotros mismos éramos el principal protagonista, empieza a desmoronarse, y se convierte en un soplo de aire fresco al cambiar el foco de nosotros mismos a Jesús y servir a Su creación.

Para nosotros que hemos sufrido de la depresión, podría ser que parte de nuestra misión dentro del Reino de Dios sea la de ayudar a un hermano o una hermana que está atravesando por la adversidad. Proverbios 17:17 dice: "En todo tiempo ama el amigo, Y el hermano nace para tiempo de angustia." Alguien que ya ha atravesado el difícil camino de la adversidad, a menudo es el mejor consolador.

La gente deprimida necesita ser animada.; si no, cae víctima de gente bien intencionada con mensajes equivocados. En Proverbios 25:20 se nos advierte contra tales mensajes equivocados: "Como el que se quita la ropa en día de frío, o como el vinagre sobre la lejía, Es el que canta canciones a un corazón afligido."

Para los que no han sufrido de depresión, tengan cuidado con las palabras usadas y su actitud cuando tratan con una persona amada o un amigo deprimidos. Una actitud demasiado alegre puede interpretarse como una actitud frívola, que lo alejará aún más.

Durante los primeros cuatro años de mi relación personal con Jesús (antes de padecer de la depresión), yo sentí júbilo irrestricto. En retrospectiva, la profundidad de mi discipulado era poca, a pesar de mi entusiasmo desmedido. Ahora, habiendo sufrido diversos ataques depresivos, mi discipulado es ahora más amplio y más profundo.

Creo profundamente en el mensaje del Salmo 1:3 y Jeremías 17:8, cuando describen un árbol plantado junto a aguas vivientes, y cuyas ramas se mantienen verdes y producen abundante fruta, aun cuando hay sequía.. Las palabras simples pero profundas contenidas en 2 Corintios 4:7 han germinado y han echado hondas raíces en mi corazón.

Pero este tesoro tan preciado, o sea, esa luz y poder que brilla dentro de nosotros, se almacena en contenedores perecederos, esto es, en nuestros débiles cuerpos. Así todos pueden ver que este poder glorioso proviene de Dios y no es de nosotros.

Consistentemente, el oír de Dios me ha permitido aceptar de todo corazón la amistad de Jesús, lo cual me ha enseñado que debo mantener la humildad como mi virtud principal.

Cuando escogemos la virtud diariamente, el Espíritu Santo me empodera a hacer amistad y consolar a otros. En todo esto, Dios continúa desarrollando mi salud interior.

Tercera Parte

Amada Iglesia,

Por favor, acércate; te necesitamos

Capítulo 12

¡Por favor, Pastor!

SU CONGREGACIÓN NECESITA
RECONOCIMIENTO Y APOYO

¡Qué gran regalo sería que los que integramos la comunidad cristiana pudiéramos unirnos para colaborar en el proceso de consolación! Cuando los pastores de distintas congregaciones pueden combinar sus esfuerzos junto con miembros de familias, médicos, consejeros, y gente con vocación misionera, puede resultar una sinergía que es tanto holística como creativa.

La misión de la iglesia con respecto al trauma emocional puede ser fomentada y volverse fructífera. Como sobreviviente que soy de cinco depresiones clínicas, sería muy gratificante contemplar a la iglesia incursionar en la arena de la salud mental, y a través del liderazgo del Espíritu Santo y nuestra amistad, convertirse en una pieza vital en el proceso de sanidad.

Como expastor de una iglesia local, comprendo cuál es la dinámica a la que los pastores se enfrentan. Cuando un 60% de la congregación no comprende que el restante 40% están lidiando con factores emocionales, no es fácil convencer al grupo no afectado de que hay una verdadera necesidad para establecer un ministerio especializado para tal situación.

Yo también entiendo que hay cierta fricción entre lo que los pastores perciben es su papel, y el papel que sus feligreses consideran debe ser. Algunos pastores creen, erróneamente, que ellos son los únicos que están equipados espiritual y emocionalmente para ayudar a la gente desesperada. Igualmente, mucha gente laica cree que los pastores deben ser la única fuente de consolación espiritual.

En algunas iglesias, la depresión y la ansiedad son considerados anatema al igual como el divorcio era visto hace tiempo. Desgraciadamente, todavía hay grupos dentro de ciertas denominaciones que siguen tratando a las personas divorciadas como ciudadanos de segunda clase, a pesar de que un 55% de la población adulta han pasado por un divorcio.

En su libro, *Preacher Behave* (Pastor, Compórtate) J. Clark Hensley escribe acerca de los intocables:

> Alguien alguna vez dijo que el ejército del Señor es el único en que fusilan a los heridos. Lo dicen en relación al tratamiento que dan pastores y miembros de congregaciones a los alcohólicos, divorciados y otros que integran lo que la iglesia considera es su "colonia de leprosos", o sea, los intocables. Muchas han sido las veces que he escuchado el lamento de una persona divorciada: "encuentro que no tengo ni un amigo cristiano dentro de mi iglesia, alguien que puede acercarse a mí o a quien yo me pueda acercar y que comprende cuáles son mis necesidades. Mi pastor me evita, mi maestro de escuela dominical me presta poca atención. En momentos en que tanto necesito de una persona, parece que no hay nadie a quien pueda acudir." Si esos casos fueran esporádicos, serían importantes, pero la verdad es que son muy comunes. "Hermanos, si ven que alguien ha caído en algún pecado, ustedes que son espirituales deben ayudarlo a

corregirse. Pero háganlo amablemente; y que cada cual tenga mucho cuidado, no suceda que él también sea puesto a prueba" (Gálatas 6:1). Puede ser que la clave de esto es "ustedes que son espirituales". Es imperdonable descuidar a aquellos que están en la colonia de leprosos. Jesús los tocó. Y si Jesús los tocó, con más razón el pastor puede hacerse disponible para ellos. ¿Qué se les puede decir? ¿Sería mejor no decir nada? Excepto: "Estoy orando por ti" "Lo siento mucho" "Tú eres importante para mí" "¿Hay algo que puedo hacer?" "Estoy listo para escucharte – llorar contigo – orar contigo."

Hoy en día, por la gracia de Dios, cada vez hay más iglesias que tratan a sus intocables con gracia y dignidad. Pero mientras el divorcio y las adicciones se han vuelto el foco de los grupos de discipulado en la iglesia, la depresión y la ansiedad han sido dejados en gran parte para los profesionales en la materia. Pero al hacer amistad con los deprimidos, la iglesia puede extender el ámbito de su misión.

EL PAPEL DE LA CONSEJERÍA PASTORAL

La consejería pastoral se ha convertido en un factor muy importante en el que los servicios profesionales de consejería. Grupos cristianos como la Ascociación Americana de Consejeros Cristianos (AACC) son consejeros profesionales con licencia que suman miles de miembros por todos los Estados Unidos.

En cambio, los pastores de iglesias locales, particularmente de pequeño a mediano tamaño, no están sometidos a un código de ética específico. Es más, una posición teológica rígida puede complicar la definición de quien es, y quien no es, consejero.

Por ejemplo, algunos pastores creen que el estudio bíblico es el único método para lidiar con la gente en problemas. Otros pastores creen que si la denominación no está involucrada en el proceso de consejería, los consejeros están a la deriva. Otros más optan por salirse del proceso, con la excusa de que no tienen el don. Optan por mandar a sus feligreses a los terapistas profesionales. Algunos pastores se enfocan en los problemas; otros en las soluciones. Basado en mi propia experiencia, la consejería pastoral enfocada a las soluciones es más efectiva que la otra.

En su libro *Solution-Focused Pastoral Counseling (Consejería Pastoral enfocada a las Soluciones)*, el Dr. Charles E, Kollar ofrece estos lineamientos para pastores que aconsejan:

1. Sea guiado por un código teórico de formación de identidad y unos supuestos terapéuticos.

2. Los derechos del aconsejado son primordiales.

3. Absténgase de relaciones duales. Esté consciente de sus limitaciones.

4. La consejería debe ser confidencial.

5. Asegúrese de que el aconsejado conoce las responsabilidades o limitaciones de la relación de consejería.

6. El consejero no debe involucrarse romántica o sexualmente con el aconsejado.

7. No diagnostique ni use procedimientos para los que no ha recibido capacitación profesional.

Estos lineamientos de Kollar son similares a los que están en vigor para los consejeros profesionales. Hasta cierto punto, sus siete lineamientos están cubiertos en las regulaciones que gobiernan a los consejeros profesionales.

Aunque los pastores desempeñan papeles más limitados en sus tareas de consejería, están en una posición crucial para animar a las iglesias locales a acercarse a otras partes del cuerpo de Cristo, como son médicos cristianos y consejeros. La consejería enfocada a las soluciones impone la necesidad para los pastores a buscar soluciones en dos o tres sesiones. Si después de esto, la consejería resulta ser insuficiente, se pueden referir los casos a consejeros profesionales cristianos, que poseen la capacitación y los conocimientos para tratar los casos que reciban.

Mi experiencia como pastor me ha enseñado que el llamado de un pastor es de naturaleza diversificada y de labor intensificada: estudio regular, discipulado, visitación, bautismos, y la conducción de matrimonios y funerales. Con una descripción de funciones tan variada, muchos pastores simplemente carecen de tiempo para brindar consejería pastoral a fondo.

Por esa razón, quiero animar a los pastores que intentan acercarse a las personas deprimidas, que compartan el compromiso con laicos estratégicos idóneos (2 Corintios 1:3-4) para que éstos asuman la tarea de lidiar con los problemas emocionales de sus congregaciones. Los laicos que estén dotados de los dones espirituales y que tengan experiencia pueden asumir una parte de la carga cuando asumen un papel más importante en el ministerio de las personas deprimidas o ansiosas. En última instancia, los pastores pueden empoderar a los laicos a convertirse en cuidadores, al animarlos en ese sentido. La preparación que se imparta forma parte integral del esfuerzo compasivo de la iglesia en el Siglo XXI.

CONCRETANDO EL CONCEPTO DE MINISTERIO EN LA IGLESIA LOCAL

La función de buscar la amistad y consolar a la gente deprimida puede asentarse en la iglesia local mediante el discipulado. La gente deprimida puede beneficiarse mediante el tratamiento en las siguientes cinco áreas:

1. Aprender a integrar la fe con el dolor.
2. Sentir personalmente la sanidad emocional.

3. Crecer y madurar como discípulos.

4. Equiparse para comunicar el evangelio en forma más efectiva y significativa.

5. Refinar el propósito de sus vidas.

En Proverbios 13:20 se nos dice que quien camina con sabios se volverá sabio. Aquéllos dentro de la congregación que se comprometen a ayudar a la gente deprimida deben ser ejemplos de salud y honradez emocional. Por medio del poder del Espíritu Santo, esas personas pueden comunicar con autenticidad, y así crear una comunidad espiritual con quienes están ayudando, y servir de conducto de la compasión de Dios.

Muchos tienen conciencia del dicho que las iglesias son hoteles para santos, en lugar de ser hospitales para pecadores. Las personas involucradas en este ministerio pueden lograr que las iglesias sean hospitales tanto para los santos como para los pecadores. Y las iglesias pueden asumir un papel de liderazgo al desarrollar a sus laicos educados y compasivos para entrabar amistad con las personas deprimidas.

En su libro *Una Iglesia con Propósito*, Rick Warren, Pastor encargado de la iglesia Saddlebrook Community formula cinco preguntas con respecto a los programas d Educación Cristiana y Discipulado:

1. ¿Está la gente aprendiendo el contenido y significado de la Biblia?

2. ¿Tiene la gente una idea más clara de la perspectiva de Dios sobre ellos mismos, sobre la vida y sobre otras personas?

3. ¿Están los valores de la gente alineándose cada vez más con los valores de Dios?

4. ¿Está la gente calificándose cada vez más en el servicio a Dios?

5. ¿Está la gente pareciéndose cada vez más a Cristo?

El crecimiento en estas cinco áreas es crucial para una vida saludable de la iglesia, y el entablar amistad con personas deprimidas a través de Cristo indudablemente abarca las categorías mencionadas.

NÚMEROS IMPRESIONANTES

En el 2008, 57.7 millones de estadunidenses de 18 años en adelante sufrían de desórdenes mentales serios (incluyendo depresión aguda, síndrome bipolar, esquizofrenia, desorden distímico y ansiedad) en algún momento de sus vidas. La Organización Mundial de la Salud informa que: "en Estados Unidos y Canadá, las enfermedades mentales constituyen la primera causa de discapacidad para gente entre las edades de 15 a 44 años." El Capítulo 14 de este libro sirve como una primera referencia describiendo los diferentes tipos de depresión.

UNA INVITACIÓN PERSONAL A LOS PASTORES

¿Dónde cabe la gente con discapacidades dentro del Reino de Dios? Jesús destinó las dos terceras partes de su vida ministrando a los heridos y discapacitados. Irónicamente, muchas de las iglesias contemporáneas no hacen ningún esfuerzo por ministrar a ese mismo tipo de gente. En lo referente al ministerio hacia las personas deprimidas y ansiosas, el porcentaje es aún más bajo.

Lamentablemente, más de 30,000 personas por año se suicidan en nuestra nación. Y un 90% de estas personas tiene un desorden de estado de ánimo. Desgraciadamente, nuestras prioridades como iglesia universal están totalmente al revés. ¡Cada pastor debe ser animado para luchar por que este estado de cosas se reverse, para la gloria de Dios!

Capítulo 13

Muriendo en el Campo de Batalla Emocional

DE MI CORAZÓN AL TUYO

Quiero hacer una apelación personal a todas aquellas personas que están pensando en suicidarse. Como yo estuve en esa misma situación, les ruego que me escuchen.

Primero que nada, el suicidio siempre es una solución permanente a un problema temporal. Si estás en esta situación tan horrible en este momento, la pregunta es, ¿qué fue lo que te trajo hasta este punto? ¿Estás tan enojado con Dios y con la gente que te ha herido, que quieres vengarte de ellos? ¿Honestamente piensas que tu familia y tus amigos estarían mejor sin ti? Ambas ideas tienen su origen en la ira destructiva y un egoísmo extremo.

En lugar de someterte a esos impulsos internos que a gritos te dice que te suicides, ¡resiste la tentación! En Éxodo 34:7 se nos dice que nuestros pecados permanecen hasta la tercera y cuarta generación. En otras palabras, todos los miembros de tu familia, incluyendo la familia extendida (tíos, tías, primos, etc.) serán afectados por tu acto egoísta por tres o cuatro generaciones.

Desde el fondo de mi corazón, te suplico que no acabes con tu vida. Más bien, busca ayuda. Dios te dio la vida, y es Su derecho quitártela cuando Él lo estime conveniente. Si Dios me pudo sostener a través de cinco crisis depresivas que iban acompañados de pensamientos de suicidio, quiere decir que Él es más que capaz para sostenerte a través de la crisis actual. Dios te quiere ayudar. Por favor, ¡deja que lo haga!

Para aquellas familias que han perdido un familiar por suicidio, yo oro para que permitan que la misericordia de Dios bañe y consuele sus corazones. Les animo para que lean la sección sobre el contagio suicida para quizá evitar otra tragedia.

Algunas personas luchan al pensar sobre cuál habrá sido el destino final de sus seres queridos. Recuerden que como quiera el difunto por suicidio está en manos de un Dios que es *santo, justo y misericordioso.* Sus caminos no son nuestras caminos, y sus pensamientos no son nuestros pensamientos. Sólo Él puede conocer el corazón de nuestros seres queridos; así que, deja esa parte para Él.

Acércate conmigo para entablar amistad con la gente deprimida. A continuación una información útil y aleccionador sobre el suicidio:

HECHOS SOBRE EL SUICIDIO

El suicidio es el resultado aterrador y trágico de un 15% de las depresiones. Las investigaciones demuestran que la mayoría de las personas que acaban con sus vidas han sufrido un desorden mental que ha sido diagnosticado o un abuso de productos alucinantes. O las dos cosas. La mayoría tienen una enfermedad depresiva.

El suicidio es una actuación compleja causada por una combinación de factores. Los estudios indican que la forma más efectiva para prevenir la actuación suicida es mediante el diagnóstico tempranero, con intervención y tratamiento de la depresión y cualquier otra enfermedad síquica.

La mayoría de la gente deprimida (alrededor de un 85%) no se matan. Pero el 15% de la gente que logran acabar con sus vidas es suficiente para demostrar que la depresión es una condición mortal. Cualquier temor sobre la posibilidad de suicidio debe ser tomado en serio, y debe ser evaluado inmediatamente por un profesional calificado.

SEÑALES DE ADVERTENCIA

1. Cambios en el comportamiento, incluyendo los hábitos de alimentación y de sueño.
2. Advertencias, menciones casuales, o temor al suicidio.
3. Sentimientos de falta de esperanza o impotencia.
4. Obsequio de posesiones muy preciadas; hablar de arreglos finales.
5. Intentos anteriores de suicidio.

FACTORES DE RIESGO

Los siguientes son algunos de los factores de riesgo que pueden conducir al suicidio:

1. Uno o más episodios de desórdenes mentales o abuso de sustancias
2. Impulsividad
3. Circunstancias adversas de la vida
4. Historial familiar de los desórdenes anteriores
5. Historial familiar de suicidio
6. Violencia familiar, incluyendo abuso físico o sexual
7. Intentos anteriores de suicidio
8. Presencia de armas de fuego en el hogar
9. Encarcelamiento

Exposición a comportamiento suicida de otras personas, incluyendo familia, homólogos, o que figuraron en las noticias o en historias ficticias.

COSTO A LA NACION

1. El suicidio acaba con la vida de unos 30,000 estadunidenses cada año.

2. En Estados Unidos, cada 18 minutos alguien se quita la vida.

3. Todos los días unos 80 estadunidenses se quitan la vida, y más de 1,900 personas visitan las salas de emergencia por heridas causadas por ellas mismas (según la encuesta nacional de servicios ambulatorios de 706,000).

4. El suicidio ya es la causa No. 11 de muerte en Estados Unidos.

5. Por cada dos víctimas de homicidio en los Estados Unidos, hay tres que se suicidaron.

6. Actualmente ya las muertes por suicidio son el doble de las causadas por el SIDA.

7. Entre 1952 y 1995, la incidencia de suicidio entre los adolescentes y los adultos jóvenes casi se ha triplicado.

8. En el mes anterior al suicidio, 75% de los adultos mayores visitaron al médico.

9. Más de la mitad de todos los suicidios ocurren en hombres adultos, entre los 25 y 65 años.

10. Muchos de los que intentan suicidarse nunca buscan ayuda profesional.

11. Los hombres tienen 3 ó 4 veces más probabilidades que las mujeres para tener éxito en su intento de suicidio, porque usan métodos más letales (armas de fuego, ahorcamiento, etc.).

12. Más quinceañeros y adultos jóvenes mueren por suicidio que por la totalidad combinada a raíz de cáncer, enfermedades del corazón, SIDA, defectos al nacer, embolia, pulmonía, influenza, y enfermedades pulmonares crónicas.

CONTAGIO DEL SUICIDIO

El contagio del suicidio se refiere a los suicidios o comportamientos suicidas dentro del grupo familiar o de los homólogos, o por los informes mediáticos sobre el tema. Todos ellos pueden incitar a los intentos de suicidio. La exposición directa e indirecta al comportamiento suicida ha sido demostrado ser un factor agravante para los intentos de suicidio, sobre todo entre los adolescentes y los adultos jóvenes.

El riesgo de contagio del suicidio es a menudo incrementado por las noticias sensacionalistas, porque el suicidio es el resultado de muchos factores complejos. Los medios deben abstenerse de publicar explicaciones demasiado simplísticas, como son eventos pasados negativos o eventos estresantes extremos.

También los medios deben abstenerse de proporcionar detalles minuciosos sobre el método de suicidio, para evitar que otros lo copien. Tampoco los informes noticiosos deben glorificar al suicida, ni que pudo llamar la atención sobre su sensación de desesperanza.. En su lugar, deberían publicar los números de las llamadas de emergencia para que las personas puedan solicitar ayuda.

Después de estar expuesta a comportamientos de intento de suicidio o suicidio dentro de la familia o grupo homólogo, las personas en riesgo deben ser evaluadas por un profesional en salud mental. Aquellas personas a quienes se considera que tienen tendencia al suicidio deben ser sometidas a una evaluación completa de su situación.

AYUDA Y PREVENCIÓN

Es un mito que hablar sobre el suicidio tienen por efecto maximizar o minimizar las actuaciones tendientes a infligir daño a su persona. Los que están en riesgo de suicidio a menudo hablan sobre su muerte antes de matarse. La gente en crisis podría no estar dispuesta a buscar ayuda por su propia iniciativa. La gente deprimida debe ser recordada que el tratamiento efectivo para la depresión existe y está disponible.

PROGRAMAS DE PREVENCIÓN

Los estudios han demostrado que los programas exitosos de prevención del suicidio rápidamente identifican las enfermedades siquiátricas graves, y ayudan a los enfermos a mejorar sus habilidades para superar, controlar la agresión, y brindar terapia médica apropiada. Todos los programas de prevención deben ser sujetos a estándares rigurosos para medir la eficacia y la seguridad.

NOTA FINAL

En el epílogo de su libro *Night Falls* (La Caída de la Noche) la sicóloga Kay Redfield Jamison escribe lo siguiente:

> Al igual que muchos de mis colegas que estudian el suicidio, he visto una y otra vez las limitaciones de nuestra ciencia, y he tenido el privilegio de ver cuán buenos son algunos de los doctores y horrorizada por la insensibilidad y torpeza de otros. Mayormente he estado impresionado por el poco valor que nuestra sociedad pone en salvar vidas de aquellos que están desesperados y quieren acabar con ellas. Es una ilusión de la sociedad pensar que el suicidio es un fenómeno raro. No lo es. Ciertamente las enfermedades más cercanamente relacionadas al suicidio no son tan raras. Son una condición bastante común y contrario a lo que sucede con el cáncer y las enfermedades cardiacas, afectan a los jóvenes y los mata.

Esta cita de Jamison es una llamada de alerta para que todos los cristianos reconozcan la dura realidad del suicidio. También es una llamada de atención a la iglesia para que ésta se involucre en la prevención del suicidio.

Capítulo 14

Guía Rápida de Referencia

LAS DIFERENTES FORMAS DE DEPRESIÓN

LA TRISTEZA NORMAL COMPARADO CON LA DEPRESIÓN

Todas las personas sienten tristeza de cuando en cuando, y los sentimientos asociados con la depresión ciertamente forman parte de esa experiencia. Pero no es normal que una persona que está pasando por un periodo de tristeza se entristezca tanto que pierde interés sin ninguna razón en actividades placenteras.

La depresión clínica no es un sentimiento pasajero de tristeza ni es una señal de debilidad personal. Tampoco puede ser superada por pura fuerza de voluntad. La depresión puede durar meses o inclusive, años. Si no se le da tratamiento, los efectos pueden ser de relaciones personales trastornadas, pérdida de productividad profesional, o hasta una incapacidad completa o inclusive la muerte.

El *Textbook of Psychiatry* (Libro de Texto sobre Siquiatría) hace una descripción general de las características de la depresión:

La depresión es un término que abarca desde estados de ánimo temporales que son concordantes con la vida misma, hasta síndromes de severidad aguda, de duración y señales asociadas y síntomas que son marcadamente diferentes de las normales. El luto y el duelo incluyen factores del síndrome de la depresión, pero que son menos dominantes y son de duración limitada.

Los efectos clínicos de la depresión se agrupan en 4 categorías principales:

1. **Estado de ánimo afectivo:** *Triste, desanimado, vacío, preocupado, indiferente, irritable*

2. **Cognición:** *Pérdida de interés, dificultad para concentrarse, baja autoestima, pensamientos negativos, falta de decisión, vergüenza, ideas sobre suicidio, alucinaciones, sentido de engaño*

3. **Comportamiento.** *Agitación o retardo sicomotor, llanto, retirada social, dependencia, suicidio.*

4. **Estado físico somático.** *Trastornos en el sueño (insomnia o hipersomnia), fatiga, disminución o aumento del apetito, aumento o disminución del peso, dolor, problemas gastrointestinales, disminución del líbido.*

LAS DIFERENTES FORMAS DE DEPRESIÓN

La depresión se presenta bajo múltiples y complicadas caras, y confunde a aquéllos que tratan de dilucidarlas. La depresión se puede dividir en dos clases principales: situacionales y biológicas.

LA DEPRESIÓN SITUACIONAL

La depresión situacional proviene de la reacción de la persona por pérdidas sufridas que alteran directamente sus patrones de pensamiento, y también afectan transitoriamente su sueño, su energía, su apetito y su entusiasmo. La mayoría de la gente sufre una o más depresiones situacionales en algún momento en sus vidas.

La depresión situacional normalmente no requiere de medicación, pero la terapia sicológica y la consejería podrían ser de utilidad. En algunos casos, las bajas situacionales pueden volverse depresiones biológicas, sobre todo si las pérdidas son ignoradas y los conflictos internos no son atendidos.

LA DEPRESIÓN BIOLÓGICA

La depresión biológica, también conocida como episodios depresivos agudos, resulta de desbalances químicos. Para estos casos, es imprescindible una combinación de medicación y terapia/consejería.

Mucha gente deprimida habla de sentir una gran nube negra que se abalanza sobre sus cabezas. Si la persona siente la presencia de la nube negra, por una parte del día, podría tratarse de depresión situacional. Pero en el caso de la depresión biológica, la nube negra es un factor presente en la mayor parte del día, aunque podría ser que a ciertas horas del día la persona podría sentirse más deprimida, especialmente en tempranas horas de la mañana.

DESORDEN DISTÍMICO

La distimia es una forma menos severa, pero crónica, de la depresión. Los síntomas parece que duran alrededor de por lo menos dos años, y muchas veces por periodos aún más largos. Aunque los síntomas son menos severos que los de la depresión, pueden tener un efecto más dañino, por el largo periodo de la enfermedad. Al sufrir de distimia, la persona puede perder interés en las actividades normales, sentirse desesperanzados, perder productividad y tener una muy baja autoestima. La gente con distimia se les considera como ser excesivamente crítica, siempre quejándose e incapaz de divertirse.

EL DESORDEN ESTACIONAL AFECTIVA

El desorden estacional afectiva es un tipo de depresión que ocurre en la misma época cada año. Si tú eres como la mayor parte de las personas con este desorden, tus síntomas aparecen en el otoño y continúan durante los meses de invierno, socavando tu energía y dándote arranques de temperamento depresivos. En otros casos, el desorden depresivo estacional puede afectar en la primavera o principios del verano. El tratamiento incluye terapia liviana (como luminoterapia), terapia sicológica o tratamiento con medicamentos. El consejo es que no trates de ignorar esas sensaciones anuales como algo que tú mismo debes superar. Toma los pasos necesarios para mantener el equilibrio de tu temperamento y tu motivación durante todo el año.

DESORDEN BIPOLAR I

El término desorden bipolar es sinónimo de desorden depresivo maniaco. Por definición, el término bipolar significa de dos polos, lo maniaco en un extremo y la depresión en el otro. Los criterios para detectar la presencia de un episodio bipolar son definidos por el Manual de Diagnóstico y Estadística de los Desórdenes Mentales, Cuarta Edición, de la American Psychiatric Association (Sociedad Americana de Siquiatría), y son los siguientes:

A. Un periodo definido de anormalidad y de estado de ánimo acompañado de un temperamento irritable con duración de una semana (o menos si el paciente está hospitalizado).

B. Durante el periodo de trastorno de ánimo, la presencia en forma significativa de tres (o más) de los siguientes síntomas han estado presentes persistentemente (cuatro si el estado de ánimo sólo es irritable):

1. Una autoestima inflada o con síntomas de grandeza.

2. Una disminuida necesidad de sueño (por ejemplo, se siente descansado después de sólo tres horas de sueño).

3. Mayor locuacidad o presión de seguir hablando.

4. Multitud de ideas y experiencias subjetivas que señalan que los pensamientos están pasando en alta velocidad, como torrente.

5. Distracción (la atención muy fácilmente se desvía a estímulos externos irrelevantes o de poca importancia).

6. Incremento en actividades tendientes a la consecución de metas (sociales, de trabajo o docentes o sexuales) o agitación sicomotor.

7. Involucramiento excesivo en actividades placenteras que tienen un potencial de consecuencias dolorosas. (por ej., una actividad de compras excesivas, indiscreciones sexuales, o inversiones tontas en negocios dudosos).

DESORDEN BIPOLAR II

La principal diferencia entre los desórdenes bipolares I y II es que en este último, la magnitud del ánimo elevado es menos intensa. La persona que sufre de desorden bipolar II siente los arranques depresivos igualmente intensos, pero en lugar de ser episodios maniacos, lo que siente son episodios hipomaniacos – o sea, estados de ánimo inusualmente elevados pero no tan intensos como las manías intensas. En otras palabras, la necesidad disminuida de sueño, pensamientos apresurados, la grandiosidad, la impulsividad, la agitación/euforia, etc., son menos intensos, de ahí el término hipomanía.

Los criterios para detectar el Desorden Bipolar II son los siguientes:

8. Presencia (o historia de) de uno o más episodios depresivos mayores.

9. Presencia (o historia de) por lo menos un episodio hipomaniaco.

10. Nunca ha habido presencia simultánea de episodio maniaco o episodio mixto (o sea, cuando la persona está llorando y tiene síntomas de disforía junto con pensamientos apresurados y energía excesiva al mismo tiempo).

11. Los síntomas expresados en los puntos A y B no son mejor tipificados por el Desorden Esquizoafectiva y no se imponen sobre la esquizofrenia, el desorden de la esquizofreniforma, el trastorno delirante o desorden sicótico no especificado anteriormente.

12. Los síntomas son causantes de angustia clínicamente significativa, o impedimentos en actividades sociales, ocupacionales u otras áreas de actividad importantes.

TRASTORNO CICLOTÍMICO

Este desorden es un trastorno del estado de ánimo, que causa altas y bajas emocionales, pero no son tan severos como los ciclos de Bipolar I y Bipolar II.

Cuando una persona sufre de ciclotimia, su estado de ánimo fluctúa notoriamente de su nivel normal. La persona puede sentirse eufórica por un tiempo, seguido por intervalos en que se siente deprimida. Entre ambos extremos, la persona puede sentirse bien y estable.

Comparado con los síntomas Bipolar I y II, las altas y bajas de la Ciclotimia son menos extremas. Pero aun así es esencial buscar ayuda para manejar esos síntomas, porque incrementan el riesgo de padecer los síntomas Bipolar I y II.

Cuando una persona padece de ciclotimia, normalmente pueden funcionar en la vida cotidiana, aunque en forma menos efectiva, porque lo impredecible de los cambios de estado de ánimo pueden afectar su tren de vida, porque nunca se sabe en qué momento cómo se va a sentir.

DEPRESIÓN POSPARTO

La depresión posparto biológico es un padecimiento que puede afectar a cualquier mujer durante lo que debería ser el momento más feliz de su ciclo vital – el nacimiento de su hijo. El Centro MGH para la Salud Mental de la Mujer informa:

Durante el periodo posparto, alrededor del 85% de las mujeres siente algún tipo de irregularidad en su estado de ánimo. La mayoría sufre de la tristeza de posparto, cuyos síntomas son relativamente leves y de poca duración. Estas mujeres no tanto sienten tristeza como tal, sino que hablan de cambios en el estado de ánimo, tendencia al llanto, ansiedad o irritabilidad. Estos síntomas normalmente culminan al cuarto o quinto día después del nacimiento y duran de entre unas pocas horas o días, y desaparecen a las dos semanas de haber dado a luz. Pero la depresión posparto afecta alrededor del 10% a 15% de las mujeres. Mientras que la tristeza de posparto no necesita de tratamiento, la depresión posparto es seria, y debe ser tratada como cualquier depresión profunda. La sicosis posparto es la más seria de las condiciones de posparto y afecta al 1.5% de las mujeres. Quienes padecen de esta condición pierden el sentido de la realidad.

LAS DEPRESIONES SITUACIONALES Y BIOLÓGICAS SON TRATABLES

Las depresiones situacionales y biológicas son tratables, y aproximadamente el 85% de los pacientes responden antes de un año. Lamentablemente, la mitad de la gente que sufre de depresión no busca tratamiento.

Uno de cada dieciséis personas experimenta la depresión biológica en el curso de su vida. Las mujeres son el doble de vulnerables a padecer de depresión severa que los hombres. Esto se debe a que las mujeres son doblemente más propensas que los hombres, por la influencia de influencias hormonales y genéticas, las cuales pueden hacerlas más vulnerables.

Los estigmas de las sociedad juega un papel importante – los hombres no reportan sus ataques de depresión porque consideran que no es de hombres padecerlos. Pero la frecuencia de la depresión la coloca entre las enfermedades más frecuentes y debilitantes de todas las enfermedades.

UNA EPIDEMIA SILENCIOSA

La depresión ha sido descrita como la epidemia silenciosa. No hay duda que las personas deprimidas se retraen y se esconden, tal como describe el autor David Hazard en su libro *Breaking Free from Depression* (Liberándose de la Depresión):

> Tomemos en cuenta que la depresión puede permanecer oculta si tenemos la tendencia natural de minimizar nuestros problemas y padecimientos. Esto sucede muy a menudo con gente muy capaz. Ocultamos nuestros problemas detrás de una mascarilla de "Yo Puedo". Seguimos adelante con nuestras vidas diciéndonos: "Lo que estoy sintiendo no es importante. Yo puedo manejarlo." Para algunos, éste es un hecho. Podemos manejar muchas cosas. Pero cuando pensamos de esta manera, nos ponemos en situación de manejar demasiados estados de ánimo oscuras y deprimentes, y hasta sentir que ese estado es normal. Para entonces hemos perdido la noción de que pudiéramos estar deprimidos.

Sin un conocimiento adecuado de lo que estamos enfrentando, esta epidemia silenciosa va a continuar. Aun en medio del dolor intenso, y aunque nos enfrentemos a la realidad de que estas cosas no pasan rápido, la verdad es que hay gran consuelo si entendemos el origen de la depresión.

Conclusión

Una Nota Personal

Por la misericordia de Dios he escrito este libro como alguien que ha sobrevivido numerosos ataques de depresión. Dado que mi depresión es de naturaleza recurrente y crónica, es necesario que ingiera medicamentos recetados para mantenerme estable. Considero que esos medicamentos son un don de Dios.

La sanidad que Jesús me ha dado a través de su Palabra es evidente. Las personas que me han cuidado a través de mi trayectoria y que fueron estratégicamente puestos ahí por Dios, han sido un factor poderoso en mi recuperación. La compatibilidad entre mi fe y los tratamientos médicos disponibles me han liberado, permitiéndome trabajar y amar.

El golpe tan poderoso que la depresión deja en nuestras almas – la mente, las emociones y la voluntad – causa una herida profunda, y dependiendo de la severidad, nos deja hasta cierto punto emocionalmente discapacitados. Vivimos en un mundo caído, lleno de personas heridas que necesitan de alguien que les brinde amistad.

La realidad es que un 16% de la población en general sentirá la depresión en algún momento durante sus vidas, mientras que un 4% adicional sufrirá del desorden bipolar – o sea, 20 de cada 100 personas. Si agregamos toda la gente que lucha con las diferentes formas de ansiedad, los números son impresionantes.

Gracias a Dios que no tenemos que luchar contra todo esto solos. Si nos movemos con fe dentro de la infinita misericordia de Dios, podemos confiar en sus tiempos perfectos para traernos personas específicas. Cuando estamos equipados con criterios sobre las diferentes formas de pérdidas, y para cambiar nuestros patrones mentales negativos, manejando la ira, practicando la compasión saludable y cuidando nuestra tribuna, quedamos preparados para consolar a otros, según nos dice la Palabra en 2 Corintios 1:3-4.

CONVIRTIÉNDONOS EN PARTE DE LA SOLUCIÓN

Yo espero que estos conceptos que he compartido sobre la depresión, permitan que el Espíritu Santo guíe a cada uno de ustedes a ayudar a la gente atravesando por el dolor emocional. La responsabilidad de ayudar a la gente deprimida no debe necesariamente recaer solamente en los médicos, los consejeros y los terapistas.

La meta no es tomar el lugar de los profesionales, sino unirnos a ellos como cuidadores en el proceso de sanidad. Juntos, podemos brindar una atmósfera de sanidad para la gente deprimida, y más importante aún, permitir a Jesús a revelar sus infinitas misericordias, su amor incondicional y su santidad.

Conforme al Espíritu Santo les inspira en su misión tan empática, que Dios les bendiga y proteja (Salmo 91). Aún en los tiempos más oscuros, nuestro dolor hará su recorrido completo y nos llevará más profundamente hacia adentro del corazón de Dios.

BAÑADO EN SU MISERICORDIA (LAMENTACIONES 3:22)

GREG L. RUSS

Bibliografía

American Leprosy Missions, *The Disease*. http://www.leprosy.org/ LEPdisease.html (accessed March 27, 2006; page now discontinued).

———. *Leprosy Facts and Myths*. http://www.leprosy.org/LEPinfo. html (accessed March 27, 2006; page now discontinued).

American Psychiatric Association. *Diagnostic and Statistical Manual of Mental Disorders*, 4th ed. Washington, D.C.: American Psychiatric Association, 1994.

———. *Diagnostic and Statistical Manual of Mental Disorders*, 4th ed. Washington, D.C.: American Psychiatric Association, 2000.

Bryson, Harold T. *The Reality of Hell and the Goodness of God*. Wheaton, IL: Tyndale House Publishers, 1984.

Carlson, Dwight L. *Overcoming Hurts and Anger*. Eugene, OR: Harvest House, 1981.

Cloud, Henry, and John Townsend. *Boundaries*. Grand Rapids, MI: Zondervan, 1992.

Cook, Jeff. *Seven*. Grand Rapids, MI: Zondervan, 2008.

Crabb, Larry. *Shattered Dreams*. Colorado Springs: WaterBrook Press, 2001.

Hales, Robert E., Stuart C. Yudofsky, and John A. Talbott. *Textbook of Psychiatry*, 2nd ed. Washington, D.C.: American Psychiatric Press, 1994.

Hart, Archibald D. *Adrenaline and Stress*. Nashville, TN: Word Publishing, 1995.

———. *Dark Clouds, Silver Linings*. Colorado Springs: Focus on the Family, 1993.

———. "Personal Health of the Minister." Seminar, Fuller Theological Seminary D. Min Program, Toronto, ON, September 22 1998.

———. *Unmasking Male Depression: Recognizing the Root Cause of Many Problem Behaviors, Such as Anger, Resentment, Abusiveness, Silence, Addictions, and Sexual Compulsiveness*. Nashville, TN: Word Publishing, 2001.

Hazard, David. *Breaking Free from Depression*. Eugene, OR: Harvest House, 2002.

Hennigan, Bruce, and Mark A. Sutton. *Conquering Depression: A 30-day Plan to Finding Happiness*. Nashville, TN: Broadman and Holman Publishers, 2001.

Hensley, J. Clark. *Preacher Behave!* Jackson, MS: Dallas Printing Co., 1985.

Hill, Craig S. *The Ancient Paths*. Littleton, CO: Family Foundations, 1992.

Jamison, Kay Redford. *Night Falls Fast*. New York: Vintage Books, 1999.

Kaplan Harold I., Benjamin J. Sadock, and Jack A. Grebb. "Synopsis of Psychiatry." In *Behavioral Sciences Clinical Psychiatry*. Baltimore, MD: Williams & Wilkins, 1994.

Kollar. Charles Allen. *Solution-Focused Pastoral Counseling*. Grand Rapids, MI: Zondervan, 1997.

LaHaye, Tim, and Bob Phillips. *Anger Is a Choice*. Grand Rapids, MI: Zondervan, 2002.

Mayo Clinic Staff, "Dysthymia." Mayo Foundation for Medical Education and Research, http://www.mayoclinic.com/health/dysthymia/DS01111 (access December 20, 2012).

Mayo Clinic Staff, "Seasonal affective disorder (SAD)." Mayo Foundation for Medical Education and Research, http://www.mayoclinic.com/health/seasonal-affective-disorder/DS00195 (access September 22, 2011).

Mayo Clinic Staff, "Cyclothymia." Mayo Foundation for Medical Education and Research, http://www.mayoclinic.com/health/cyclothymia/DS00729 (access June 13, 2012).

Merriam-Webster, *Webster's II New College Dictionary*. New York: Houghton Mifflin, 2001.

National Institute of Mental Health. *The Numbers Count: Mental Disorders in America.* Bethesda, MD: NIMH Publication # 01-4584, 2005.

———. *Suicide Facts.* NIMH Publication, 1999. Cited by Mental Health Matters http://www.mental-health-matters.com/articles/article.php?artID=390 (accessed March 27, 2006; page now discontinued).

National Strategy for Suicide Prevention. *Suicide: Cost to the Nation.* http://www.mentalhealth.samhsa.gov/suicideprevention/costtonation.asp (accessed March 27, 2006; page now discontinued).

Nouwen, Henri. *Here and Now.* New York: Crossroads, 1994.

———. *The Inner Voice of Love: A Journey through Anguish to Freedom.* New York: Harper Collins, 1996.

Peterson, Eugene H. *The Message: The Bible in Contemporary Language.* Colorado Springs: Navpress, 2002.

Southgate, Nicole Elizabeth, "Suicide Prevention." Speech, meeting of the Rotary Club, Greer, SC, March 2004.

Smith, Jeffery K. "Mood Disorders." Keynote address, winter board meeting of H.I.M. Ministries, Easley, SC, February 5, 2004.

Tasman Allan, Jerald Kay and Jeffery A. Lieberman. *Psychiatry Therapeutics,* 2d ed. Chichester, West Sussex, England: John Wiley & Sons, 2003.

Warren, Rick, *The Purpose Driven Church.* Grand Rapids, MI: Zondervan, 1995.

Warren, Neil Clark *Make Anger Your Ally.* Wheaton IL: Tyndale House Publishers, 1999.

Westfall, John. *Coloring Outside The Lines.* San Francisco: Harper, 1991.

Sobre el autor

Greg L. Russ se graduó del Seminario de la Universidad de Carolina del Sur en Nueva Orleans y del Seminario Fuller. Realizó su doctorado bajo la tutela del Dr. Archibald Hart. Conforme Dios iba sanando sus ataques de depresión, sintió llamado a entablar amistad y consolar a otros enfermos de este mal tan horrible. Al ofrecer este equipamiento a la iglesia con estas percepciones prácticas, alberga la esperanza de que esto la estimulará a unirse a las prácticas de los profesionales médicos y similares, así como a los consejeros, para formar todos parte del proceso de sanidad. Él disfruta pasar tiempo con su familia, viendo partidos de fútbol y el avistando aves desde su patio trasero. Junto con su esposa Miriam, vive en los alrededores de Greenville, Carolina del Sur.

TRADUCIDO POR MIKE GARRETT

Mike Garrett es nacido en Uruguay, casado en México y vive en Costa Rica donde pastorea y sirve en el Reino de Dios con su esposa Kathy. Tiene dos hijos — una es misionera de carrera en México y el otro es pastor en Costa Rica — y muchos hijos y nietos afectivos.

Para obtener más información sobre
Greg L. Russ
&

¡SOCORRO! ALGUIEN A QUIEN AMO ESTA DEPRIMIDO
por favor visita:

www.greglruss.com

Para obtener más información sobre
AMBASSADOR INTERNATIONAL
por favor visita:

www.ambassador-international.com
@AmbassadorIntl
www.facebook.com/AmbassadorIntl

Made in the USA
Coppell, TX
13 May 2022

77732674R00075